# Parkinson et la thérapie B1

**Daphne Bryan PhD**

**Traduction par
Jérôme Simonin M.A.**

# Table des matières

*Je voudrais dédier ce livre au regretté Dr Antonio Costantini dont le protocole utilisant de fortes doses de thiamine a profité à des milliers de personnes. Sans relâche et sans contrepartie financière, il correspondit avec de nombreuses personnes atteintes de la maladie de Parkinson dans le monde entier, les faisant profiter des bienfaits de la thiamine. Ce fut réellement un homme inspiré et généreux.*

*Tous les bénéfices de la vente de ce livre seront versés à https://www.gofundme.com/f/high-dose-thiamine-protocol où des fonds sont collectés pour de futures recherches sur le traitement de la maladie de Parkinson par la vitamine B1.*

# Avant-propos

Selon des recherches récentes, plus de six millions de personnes souffrent de la maladie de Parkinson dans le monde[1]. Des symptômes moteurs et non-moteurs affectent leur vie et celle de leurs proches et, à ce jour, il n'existe aucun traitement curatif de cette maladie.

Lorsque je rencontrai le Dr Costantini, neurologue, en 2010, je venais de commencer une carrière à l'Organisation des Nations unies pour l'alimentation et l'agriculture (FAO), à Rome. Je vivais encore dans la petite ville de Viterbo, en Italie, et je me rendais chaque jour à l'ONU en train. Le Dr Costantini avait fait une découverte, mais avait besoin de soutien pour élever le niveau de ses recherches et les faire publier dans des revues médicales évaluées par des pairs. Comme tout scientifique, j'étais naturellement curieux de mieux connaître ses premières découvertes, mais n'étant pas moi-même médecin, j'étais particulièrement prudent à l'idée de le rejoindre dans son entreprise. Lorsque je rencontrai physiquement son premier patient, je fus immédiatement séduit. J'étais inexpérimenté et non qualifié mais je ne pouvais ignorer les changements survenus chez ce patient suite au protocole de thiamine à haute dose (HDT). Par ailleurs, je ne pouvais consciemment ignorer le potentiel que cette thérapie offrait à des millions de patients même si seule une fraction d'entre eux pouvait en bénéficier, comme le fit la personne devant moi ce jour-là. Depuis le moment où Antonio (Dr Costantini) expliqua sa théorie sur la HDT et ses effets, il m'apparut clairement que cette découverte nécessitait toute notre attention, peu importe ce que cela impliquerait.

Les huit années qui suivirent ont été un tourbillon de marathons épuisants en face d'ordinateurs portables pour soumettre un manuscrit ou ses révisions à temps, submergées par des piles d'articles revus par des pairs, de fiches de données avec échelles d'évaluations des symptômes des patients et de nombreux livres de médecine de la vieille école. Au cours de ce processus, nous avons interagi avec des milliers de patients de tous les continents, tous à la recherche d'aide, prêts à essayer la thérapie et à partager avec nous leurs expériences. Nous avons rapidement réalisé que nous étions des pionniers dans cette recherche, et avec nous les patients qui ont volontairement décidé de nous soutenir, de travailler avec nous en équipe, liés par un but mutuel et un objectif commun : apprendre dans quelle mesure la thérapie HDT pouvait soulager les autres personnes des symptômes de la maladie de Parkinson et étudier comment cela pourrait nous aider à mieux comprendre la maladie afin de nous rapprocher d'un véritable remède plutôt que d'une thérapie.

Notre petit groupe de scientifiques ne possédait aucune ressource financière et disposait de ressources humaines trop limitées pour réaliser un essai clinique de référence, nécessaire pour valider nos premiers résultats, car seuls les rapports de cas étaient gérables pour nous. Au fur et à mesure que le cercle de patients progressait, nous espérions que le nombre de praticiens et de neurologues désireux de collaborer avec nous aurait également augmenté, et avec lui, nos chances de poursuivre notre quête. Malheureusement, notre souhait ne se réalisa pas, puisque seul un neurologue, le Dr Roberto Fancellu, rejoignit notre équipe et cela uniquement sur la base de l'observation des améliorations autrement inexplicables d'un de ses patients.

Avec le Dr Fancellu, nous étoffâmmes nos publications et fîmes acte de présence en participant à des conférences nationales et internationales, présentant nos travaux et demandant le soutien de la communauté scientifique. Bien que toutes nos interventions aient toujours été bien accueillies, les mains maintes fois serrées et les félicitations reçues à profusion, nous apprîmes vite que, dans la communauté scientifique neurologique, l'esprit de collaboration pèse peu face à la concurrence féroce pour le succès et l'affirmation personnelle. Nous dûmes chercher un moyen de surmonter nous-mêmes ce problème.

Une fois de plus avec des difficultés incroyables pour un petit groupe de personnes venant de la province italienne, mais avec la contribution inestimable de patients atteints par la maladie de Parkinson aux États-Unis, nous approchâmes la Fondation Michael J. Fox en 2019, et soumîmes une proposition de financement pour un essai clinique de phase II l'année suivante. Nos efforts furent importants, mais restèrent insuffisants pour passer à la deuxième et dernière étape d'évaluation, principalement en raison de l'absence d'une infrastructure derrière nous à même de soutenir notre hypothèse avec la recherche de biomarqueurs potentiels. C'est du moins les conclusions qui ont été tirées.

Le Dr Costantini décéda en mai 2020, nous laissant sans son leadership et avec un vide qui ne sera pas comblé. Bien qu'abattus par sa perte, nous avons l'intention de poursuivre son héritage et de chercher à attirer l'attention sur le potentiel de sa découverte. Nous sommes à l'origine de la création d'une fondation, la Fondation HDT, dont le but est de diffuser notre travail et accroître notre expertise afin de poursuivre son œuvre, en commençant par une campagne gofundme (gofundme) pour collecter des fonds via un canal de sécurité pour les contributions volontaires. Tout cela en continuant à faire de notre mieux pour soutenir les patients qui nous contactent pour obtenir des conseils médicaux.

Enfin, lorsque Daphne Bryan nous écrivit pour nous faire part de la merveilleuse idée de cette publication, nous étions ravis de pouvoir contribuer à sa production. Ce livre représente une aide à la diffusion essentielle pour d'innombrables hommes et femmes touchés par la maladie de Parkinson qui vont trouver un réconfort grâce à la thérapie HDT. Notre objectif, malgré les critiques, le scepticisme et le manque de soutien de la communauté scientifique, est toujours de réaliser un essai clinique en double aveugle, contrôlé par placebo, sur l'efficacité de la HDT sur le contrôle des symptômes chez les patients atteints de la maladie de Parkinson.

Nous tenons à exprimer notre gratitude à nos patients et amis qui contribuèrent à la création de la communauté des pionniers de la HDT, que ce soit par des contacts directs et un soutien à notre égard, ou par le biais des médias sociaux et des groupes de discussion. Notre reconnaissance ne peut être exprimée par des mots, mais nous vous remercions quand même.

Nous espérons que vous en apprendrez davantage sur la thérapie HDT en feuilletant les pages de ce livre et que vous en tirerez des bénéfices pour vous-même, ou pour l'une des six millions de personnes qui souffrent encore chaque jour de la maladie de Parkinson. Nous croyons fermement, cependant, que la communauté scientifique a le devoir de poursuivre nos recherches et la demande de patients pour une enquête impartiale et approfondie sur la thiamine et les symptômes de la maladie de Parkinson.

Marco Coleganli M.Sc.

Directeur scientifique de la Fondation HDT

1.  The Lancet, 2018. The burden of Parkinson's Disease : a worldwide perspective. Available at The burden of Parkinson's Disease : a worldwide perspective – The Lancet Neurology

# 1. Introduction

Cela fait 200 ans que James Parkinson publia son "Essai sur la paralysie tremblante" (Parkinson 1817) dans lequel il décrivit les éléments diagnostiques caractéristiques de l'affection à laquelle il donna son nom. Les progrès en matière de traitement de la maladie ont toutefois été lents et l'espoir du Britannique de découvrir un remède, ou même un moyen de ralentir la progression de la maladie, n'a pu être atteint.

La maladie de Parkinson est une affection neurodégénérative progressive qui se caractérise par des symptômes moteurs, notamment des tremblements, une rigidité, une lenteur des mouvements ainsi que des problèmes d'équilibre, et des symptômes non-moteurs tels qu'une perte de l'odorat, de l'anxiété, une dépression, voire de l'apathie, fatigue, douleurs, constipation et des problèmes de sommeil. La caractéristique neuropathologique de la maladie de Parkinson est la dégénérescence des neurones dopaminergiques pigmentés dans la substantia nigra ainsi que dans d'autres noyaux centraux (Costantini 2015). On a pu démontrer qu'au moment où une personne se rend compte que quelque chose est anormal, la perte de neurones est de 68% dans la partie latérale ventrale et de 48% dans la zone caudale de la substance noire (Kordower 2013). La molécule lévodopa ou L-dopa (cf. médicaments Sinemet et Madopar) est le traitement de référence le plus efficace utilisé dans la maladie de Parkinson depuis plus de cinquante ans, avec des alternatives telles les agonistes de la dopamine, les inhibiteurs de la monoamine oxydase B et l'amantadine (Poewe 2010). Cependant, aucun de ces médicaments ne permet de réparer ou de limiter les dommages causés par la maladie, ni d'arrêter sa progression. De plus, la lévodopa peut entraîner des effets secondaires, comme la dyskinésie, qui peuvent être plus gênants que les symptômes initiaux que la lévodopa devait soulager. Mais que se passerait-il s'il existait une vitamine simple, peu coûteuse et facilement disponible, capable d'améliorer considérablement les symptômes et de ralentir la maladie ?

Ce livre a pour but de décrire une thérapie qui utilise de fortes doses de thiamine (vitamine B1). Elle est accessible à toutes les personnes atteintes de la maladie de Parkinson, quel que soit le stade atteint, et a été conçue et utilisée avec succès par un neurologue italien avec ses patients depuis 2011. Mais avant de parler de la science, des théories et des recherches qui sous-tendent la thérapie et de ce qu'elle implique, je vais expliquer qui je suis, pourquoi j'écris ce livre et ma propre expérience de la thérapie.

## Mon histoire

Je ne suis pas médecin, mais une personne atteinte par la maladie de Parkinson qui, depuis quatre ans et demi, utilise avec succès des doses élevées de thiamine pour améliorer considérablement sa santé. L'objectif de ce livre est de rassembler toutes les informations actuellement disponibles sur la thérapie et de les présenter clairement afin qu'un malade atteint par la maladie de Parkinson, avec le soutien de son médecin, puisse adopter lui-même cette thérapie. Les informations utilisées dans ce livre pour discuter de la thérapie proviennent de trois sources différentes. Tout d'abord, je vais rapporter les conseils donnés par le Dr Costantini, le neurologue qui a conçu et utilisé cette thérapie avec ses patients atteints de la maladie de Parkinson. J'ajouterai également des informations pertinentes provenant d'autres médecins et nutritionnistes qui utilisent de fortes doses de thiamine avec leurs patients pour résoudre divers problèmes de santé. J'y inclurai aussi quelques constatations provenant d'un large groupe international de personnes qui utilisent cette thérapie pour traiter leur maladie de Parkinson.

Mon histoire, en lien avec cette thérapie, commença en 2017 lorsqu'un ami m'envoya un article concernant le neurologue italien, le Dr Antonio Costantini, qui traitait ses patients atteints de la maladie de Parkinson par de très fortes doses de vitamine B1 et voyait leurs symptômes s'améliorer d'environ 70 %. L'article conclut également que la maladie n'avait pas progressé pendant les cinq années pendant lesquelles il avait traité ses patients avec la vitamine B1. J'avais été diagnostiquée sept ans auparavant et je tenais à faire tout ce que je pouvais pour ralentir la progression de la maladie. Ainsi, lorsque je vis mon médecin et mon neurologue par la suite, je discutai de la thérapie avec eux. Ils ne savaient pas que la thiamine à haute dose était utilisée pour traiter la maladie de Parkinson, mais ils connaissaient le fait qu'elle était prescrite chez les alcooliques et ils étaient tout à fait disposés à ce que je prenne de la thiamine. Je ne m'attendais pas à un miracle, mais j'ajoutai la vitamine B1 à ma pile de suppléments et poursuivis ma routine quotidienne sans trop y penser.

La fatigue fut le premier de mes symptômes qui s'améliora. Il est vrai que je ne remarquai pas que cela s'était produit et je ne me rendis compte de l'augmentation de mon énergie qu'après avoir raconté à un ami tous les nouveaux passe-temps que j'avais commencés et auxquels j'avais pris goût. Ma vie, due à la fatigue qui accompagne souvent la maladie de Parkinson, était devenue plutôt restreinte, mais après avoir commencé à prendre de la vitamine B1, j'entrepris de diriger un choeur, enseigner le piano, apprendre l'italien et peindre à l'aquarelle !

Je ne remarquai pas non plus que certains symptômes s'amélioraient. Je me faisais masser depuis plusieurs années et, lors d'un rendez-vous, mon thérapeute me fit remarquer qu'il avait noté une nouvelle souplesse et élasticité dans les muscles et les tissus mous de mon corps. La plupart des personnes atteintes de la maladie de Parkinson constatent que leurs muscles deviennent plus rigides. Elles peuvent commencer à tenir leur cou et leurs épaules avec raideur, à perdre l'expression de leur visage et à avoir plus de difficultés à balancer leurs bras en marchant. Deux ans plus tôt, je m'étais brisé l'humérus, simplement en glissant et en secouant maladroitement mon épaule, tant la tension était grande dans mes muscles. Après la remarque de mon thérapeute sur ce changement, mes amis aussi commencèrent à me dire combien mes mouvements étaient plus rapides et plus fluides. Un ami remarqua que je souriais maintenant "jusqu'aux yeux", alors que je n'avais pas conscience de ce changement. Je pense que je ne m'étais pas rendu compte que mes symptômes s'atténuaient parce que l'on se concentre sur la façon de réaliser un mouvement lorsque ce dernier est difficile, alors que lorsqu'il est facile, la concentration est sur l'objectif final du mouvement, ne prêtant ainsi pas attention à ses bonnes ou mauvaises capacités motrices.

Mon anxiété et ma dépression disparurent également, et je retrouvai petit à petit mon odorat. Cependant, ces changements de symptômes furent très progressifs, se déroulant probablement sur une période de trois à six mois. Au moment d'écrire ces lignes, voilà maintenant quatre ans et demi que je prends de la vitamine B1 et je suis heureuse d'avoir vu de nombreux symptômes disparaître et de ne pas constater de progression de la maladie. Mais comment puis-je être sûre que seule la vitamine B1 a provoqué ces améliorations ?

Tout d'abord, je n'avais apporté aucun autre changement à mon protocole thérapeutique. Je n'augmentai pas mon traitement à la lévodopa et n'ajoutai pas d'autres suppléments pendant cette période. Comme la vitamine B1 était le seul changement que j'avais fait, il est très probable que la B1 avait causé les améliorations. De plus, lorsque j'arrêtais la B1 pendant un certain temps, les symptômes, notamment la fatigue, revenaient au bout de quelques jours. Finalement, je crois que la B1 était responsable des changements liés au Parkinson en raison des améliorations qui se produisirent. Le Dr Costantini mentionna que les symptômes non-moteurs tels que la fatigue, la perte de l'odorat, le manque de sommeil, les problèmes intestinaux et la douleur "sont souvent complètement soulagés par de fortes doses de thiamine, alors qu'à ce jour, aucune autre thérapie n'a démontré une efficacité similaire contre les symptômes non-moteurs." (www. highdosethiamine.org) Mais qui est le neurologue Antonio Costantini?

## Dr Antonio Costantini

Le Dr Antonio Costantini travailla à Viterbe dans la région du Latium en Italie. À l'époque où je lus ses premiers articles, il traitait plus de 2 700 patients avec de la thiamine (certains en présentiel, d'autres par courrier électronique), en utilisant cette thérapie comme un traitement complémentaire au traitement standard de la maladie de Parkinson. Pendant les cinq années ou plus où il traita ces patients, il ne constata aucune progression apparente de la maladie tandis que l'amélioration des symptômes était bien réelle. Il publia sa première étude sur la thiamine à haute dose pour la maladie de

Parkinson en 2013 et une seconde plus étoffée avec d'autres co-auteurs en 2015. En plus d'améliorer les symptômes, son traitement à base de thiamine à haute dose réduisit les effets secondaires tels que la dyskinésie, qui est souvent expérimentée lors de la prise de médicaments anti-parkinsoniens. Mais il n'utilisa pas seulement la thiamine à haute dose avec ses patients atteints de la maladie de Parkinson. En effet, il travaillait avec cette thérapie en lien avec divers problèmes de santé depuis 2010 et publia des études sur l'utilisation de la thiamine pour traiter la fibromyalgie (2013 E), le tremblement essentiel (2018 B), l'ataxie spinocérébelleuse de type 2 (2013 A), la thyroïdite de Hashimoto (2014 B), la sclérose en plaques (2013 C9), les céphalées en grappe (2018 A) et bien d'autres.

En plus de travailler avec ses patients en Italie, le Dr Costantini donna très généreusement de son temps pour conseiller personnellement des centaines de personnes atteintes de la maladie de Parkinson dans le monde entier, par courrier électronique et gratuitement. Malheureusement, cette activité prit fin abruptement lorsqu'il fut victime d'un accident vasculaire cérébral post-chirurgical il y a plusieurs années. Alors qu'il était encore en convalescence, il contracta la COVID-19 qui lui enleva prématurément la vie en mai 2020.

## Pourquoi mon médecin n'a-t-il pas entendu parler de cette thérapie ?

Si l'idée qu'une simple vitamine puisse améliorer les symptômes là où les médicaments ont échoué est nouvelle pour vous, vous vous demandez peut-être pourquoi votre médecin ne vous en a pas parlé. La réponse est probablement double; tout d'abord, les médecins sont hautement qualifiés pour trouver des solutions médicamenteuses et chirurgicales aux problèmes de santé, alors que la nutrition ne représente qu'une infime part de leur formation. Deuxièmement, pour qu'un nouveau traitement soit accepté par la profession médicale, il est nécessaire de produire une étude rigoureuse, en double aveugle, contrôlée par placebo et à base multiple, soutenant l'hypothèse. Il existe des études publiées et évaluées par les pairs sur le traitement à la thiamine à haute dose, mais il s'agit soit d'études pilotes, soit d'études de cas. Les collègues du Dr Costantini ont planifié une vaste étude en double aveugle contrôlée par placebo, mais ils n'ont pas réussi jusqu'à présent à obtenir le financement nécessaire à sa réalisation. Il est triste de penser qu'il y a un grand nombre de personnes atteintes de la maladie de Parkinson dans le monde entier qui se battent avec des symptômes qui limitent leur vie et qui pourraient avoir une vie plus facile si on les mettait sous protocole de vitamine B1. Je dois ajouter ici que l'équipe scientifique italienne a une page "Go Fund Me" sur Internet. Si quelqu'un souhaite faire un don pour leur projet de recherche, il peut se rendre sur le site gofundme et taper "High dose thiamine protocol".


Ce chapitre n'a aucune prétention si ce n'est de présenter la thérapie telle que je la vis et je ne sais pas si mon histoire personnelle suffira à convaincre quiconque que la thiamine à haute dose est une thérapie qui vaut la peine d'être essayée. Le chapitre 2 énumère les preuves plus générales du succès de la thiamine et présente les études publiées mettant la thiamine à l'épreuve chez les patients atteints de la maladie de Parkinson. Les théories de leurs auteurs, quant à l'effet physiologique que de fortes doses de thiamine pourraient avoir sur les patients atteints de la maladie de Parkinson, sont présentées. L'objectif du chapitre 3 est d'expliquer clairement comment adopter la thérapie, et le chapitre 4 laisse la parole à des personnes qui ont découvert que la thiamine à haute dose réduit leurs symptômes et, comme elles le disent souvent, leur a "redonné goût à la vie".

# 2. La Science

L'objectif de ce chapitre est d'étudier les aspects scientifiques de la thérapie par la thiamine à haute dose (HDT) afin de comprendre ce que sont les vitamines, leurs effets sur l'organisme et l'effet de la vitamine B1, en particulier. Nous décrirons comment la thiamine est utilisée dans cette thérapie, sa sécurité et les théories qui sous-tendent son efficacité chez les personnes atteintes de la maladie de Parkinson. Enfin, nous analyserons les résultats de plusieurs études de recherche qui ont testé la thérapie auprès de patients atteints de la maladie de Parkinson.

## Qu'est-ce que la thiamine ?

La thiamine est la première des vitamines B. Elle fut isolée pour la première fois en 1926 et synthétisée en 1936. Une vitamine est un composé organique dont un organisme a besoin en petites quantités pour le fonctionnement normal, la croissance et le développement des cellules. Les nutriments essentiels ne peuvent pas être synthétisés par l'organisme, soit pas du tout, soit en quantité suffisante et doivent donc être fournis par l'alimentation. Il existe 13 vitamines essentielles

: les vitamines A, C, D, E, K et les vitamines B (thiamine B1, riboflavine B2, niacine B3, acide pantothénique B5, B6, biotine B7, folate B9 et B12). Les vitamines B, un groupe de huit nutriments essentiels, sont nécessaires pour aider l'organisme à transformer les aliments en énergie, ce que l'on appelle le métabolisme. Les vitamines B contribuent également au développement de certaines cellules sanguines et préservent la santé des cellules de la peau, du cerveau et d'autres tissus de l'organisme. Ensemble, elles sont désignées sous le nom de complexe vitaminique B.

## Il ne s'agit pas seulement de corriger une carence

La thérapie à base de thiamine à haute dose utilise des doses bien supérieures à celles nécessaires pour corriger une carence. Le Dr Derrick Lonsdale, spécialiste des thérapies basées sur les nutriments et auteur de plus de 100 articles, dont beaucoup sur la thiamine à forte dose, souligne que l'utilisation d'une vitamine à haute dose la transforme en médicament (Lonsdale 2021). Les besoins quotidiens recommandés en thiamine pour un individu en bonne santé ne sont que de 1,1mg pour les femmes et de 1,2mg pour les hommes (www.mayoclinic.org). Même en cas de carence en thiamine, la dose quotidienne suggérée n'est que de 5mg à 30mg (www.medlineplus.gov). Cependant, la dose thérapeutique utilisée dans le protocole B1 du Dr Costantini pour la maladie de Parkinson peut atteindre 4000mg par jour. La simple prise en charge d'une carence n'explique pas l'amélioration remarquable des symptômes observée lorsque de fortes doses de thiamine sont utilisées. Si le traitement ne corrige pas une carence, que fait exactement la forte dose de B1 ?

On pense que des doses élevées de thiamine peuvent influencer le métabolisme énergétique cellulaire qui a été perturbé ou inhibé par d'autres facteurs. Les cellules ont besoin d'énergie pour fonctionner efficacement. La théorie de cette thérapie est qu'en utilisant de fortes doses de thiamine, certaines enzymes impliquées dans le métabolisme énergétique sont stimulées et la fonction métabolique des cellules est restaurée, leur permettant de travailler efficacement à nouveau (Elliot Overton. YouTube - "Mega-dose thiamine : Benefits beyond addressing deficiency"). Les enzymes sont un type de protéine que l'organisme utilise comme catalyseur pour accélérer le rythme des réactions biochimiques. Elles sont responsables de la conduite des réactions impliquées dans pratiquement toutes les fonctions connues du corps humain. Les vitamines et les minéraux agissent comme des auxiliaires permettant à des enzymes spécifiques de fonctionner comme elles le devraient ("Nutrition and Functional Medicine", Elliot Overton www.eonutrition.co.uk).

L'intérêt du Dr Costantini pour la thiamine à haute dose fut documenté dès 2011 alors qu'il traitait un homme atteint d'ataxie spinocérébelleuse de type 2. Suite à l'administration de fortes doses de thiamine par injection, la fatigue et les symptômes moteurs du patient s'améliorèrent. A partir de là, le Dr Costantini formula l'hypothèse que dans certaines maladies héréditaires et dégénératives du système nerveux, le développement des symptômes pourrait être lié à une carence en thiamine dans une ou plusieurs zones particulières. Il suggéra que cela serait provoqué soit par un dysfonctionnement du transport intracellulaire de la thiamine, soit par des anomalies enzymatiques structurelles. Ce dysfonctionnement, pensait-il, pourrait réagir à de fortes doses de thiamine (Costantini 2013). Costantini publia ensuite un certain nombre d'essais cliniques sur l'homme utilisant de fortes doses de thiamine pour divers problèmes de santé. Il s'agissait notamment de l'ataxie spinocérébelleuse de type 2 (Costantini et altre 2013 A), l'ataxie de Friedreich (Costantini et altre 2013 B et Costantini et altre 2016 C), la fatigue dans la sclérose en plaques (Costantini et altre 2013 C), les maladies inflammatoires de l'intestin (Costantini et altre 2013 D), la fatigue après un accident vasculaire cérébral (Costantini et altre 2014 A), la thyroïdite de Hashimoto

(Costantini et altre 2014 B), la dystonie (Costantini et altre 2016 A), la dystrophie myotonique de type 1 (Costantini et altre 2016 B), la céphalée en grappe chronique (Costantini et altre 2018 A), le tremblement essentiel (Costantini et altre 2018 B) et la maladie de Parkinson (Costantini et altre 2013, Costantini et altre 2015).

## Le lien entre la maladie de Parkinson et la thiamine

Plusieurs études ont eu pour sujets de présenter des facteurs susceptibles de rattacher la thiamine à la maladie de Parkinson, à la dopamine et à des troubles neurologiques (Luong et Nguyen 2012). La thiamine est un cofacteur d'enzymes impliquées dans les voies fondamentales du métabolisme énergétique cellulaire (transcétolase, alpha-céto-acide décarboxylase, pyruvate déshydrogénase, alpha-céto-glutarate déshydrogénase) (Costantini et al 2015). Mizuno et al (1994) ont rapporté une baisse de l'activité des enzymes dépendante du diphosphate de thiamine dans les neurones nigraux de patients atteints par la maladie de Parkinson. Luong et Nguyen (2013) ont noté plusieurs études qui montrent une relation entre dopamine et la thiamine. Une étude porta sur des rats, lesquels avaient reçu un régime déficient en thiamine, ce qui les amenèrent tout d'abord à développer une agressivité meurtrière. Lorsqu'on leur donna de la dopamine par la suite, l'agressivité causée par la carence en thiamine fut supprimée (Onodera 1987). Les patients atteints de la maladie de Parkinson qui prennent des médicaments à base de lévodopa présentent des taux de thiamine diphosphate et de thiamine totale dans le liquide céphalorachidien significativement plus élevés que les patients qui ne sont pas traités avec ce médicament (Jiminez-Jiminez et al 1999), ce qui montre un lien supplémentaire entre la thiamine et la dopamine. Sjoquist et al (1988) ont signalé qu'une carence en thiamine diminuait la concentration de dopamine dans le striatum, un noyau des ganglions de la base. Gold et al (1998) ont remarqué que 70 % de leurs patients atteints de la maladie de Parkinson présentaient un faible taux de thiamine dans le plasma et 33 % dans les globules rouges, ce qui montre une relation supplémentaire entre la thiamine et la maladie de Parkinson. Enfin, Merkin-Zaborsky et al (2001) ont traité avec succès neuf patients, présentant des troubles neurologiques aigus, avec de la thiamine.

## Articles de recherche publiés

Trois études se sont penchées spécifiquement sur l'effet d'un régime à forte dose de thiamine en lien avec les personnes atteintes de la maladie de Parkinson. L'étude américaine de Luong et Nguyen (2012) est un rapport préliminaire sur cinq études de cas portant sur l'effet de la thiamine à forte dose. Puis, le Dr Costantini et ses collègues, en Italie, sont les auteurs de deux autres articles publiés. Le premier (Costantini et al 2013) rapporte l'effet de la thiamine à forte dose sur trois personnes atteintes de la maladie de Parkinson tandis que le second (Costantini et al 2015) est une étude beaucoup plus vaste et plus longue, qui suit l'effet de la thérapie sur 50 personnes atteintes de la maladie de Parkinson, sur une période allant de 95 à 831 jours.

Les études de cas de Luong et Nguyen (2012) ont suivi cinq patients masculins atteints de la maladie de Parkinson, âgés de 65 à 82 ans, qui avaient été diagnostiqués entre 3 et 16 ans auparavant. Ils présentaient des symptômes similaires : visage ressemblant à un masque, clignement des yeux peu fréquent, tremblements, démarche parkinsonienne avec réduction du balancement des bras, « freezing » occasionnel et bradykinésie. Le patient n°4 avait aussi de la difficulté à prononcer des mots et bavait constamment et le patient n°3, une personne de 68 ans, montrait des pertes de mémoire. Chaque patient reçut des injections quotidiennes de thiamine. Pour les cas 1 et 5, le dosage était de 100mg par injection de thiamine par jour tandis que pour les cas 2, 3 et 4, il était de 200mg. Il n'y a pas d'explication quant à la raison pour laquelle les différents dosages furent choisis. Il ne semble pas que cela soit lié au taux de thiamine précédant les essais-tests car le cas 1 présentait le taux le plus bas, ce qui suggère un besoin plus important, alors qu'il ne reçut en fait qu'une injection dont la concentration de thiamine était la plus faible. Il ne semble pas non plus y avoir de lien avec le moment du diagnostic, puisque le cas 5 avait été diagnostiqué depuis plus longtemps que les autres sans toutefois recevoir la dose la plus forte.

Au quatrième jour de l'essai clinique, les cinq participants furent examinés à nouveau et montrèrent des améliorations très significatives. Tous avaient une rigidité faciale réduite et furent considérés "souriants". Leur marche s'était améliorée avec notamment des foulées plus longues et un meilleur balancement des bras. Les tremblements semblaient également avoir diminué dans tous les cas. Il est un peu décevant que les chercheurs se soient limités aux symptômes moteurs observables pour évaluer les changements et qu'ils n'aient pas commenté les éventuels changements de symptômes non-moteurs tels que la fatigue, l'anxiété, le brouillard cérébral, l'apathie, le sommeil, dont nous savons maintenant qu'ils sont parfois des signes précoces d'un effet positif de la vitamine B1. Au bout de dix jours, les cas 2, 3 et 4 ont été privés de leur traitement habituel à la lévodopa "sans aucun effet sur leurs mouvements", en d'autres termes sans conséquence négative. Les cas 1 et 5 ont été perdus dans les suivis ultérieurs de l'étude.

Bien que cette étude montre clairement que les patients atteints de la maladie de Parkinson peuvent réagir très favorablement à de fortes doses de thiamine dans un laps de temps très court, elle soulève plus de questions qu'elle n'apporte de réponses. Malheureusement, il s'agissait d'une étude très courte, sans aucune information sur ce qu'il advint des cas 2, 3 et 4 après le suivi de dix jours ou s'ils continuèrent à recevoir des injections quotidiennes de 200mg de thiamine. Dans leurs recherches, Luong et Nguyen avaient administré une dose considérablement plus élevée que celle utilisée par Costantini et ses collègues dans leurs recherches (2013, 2015). Costantini a noté, et l'expérience personnelle l'a démontré, que si la dose administrée est trop élevée pour un individu, les symptômes peuvent s'aggraver. Les patients de cette étude l'ont-ils évité ? Enfin, pendant combien de temps les trois participants, qui ont cessé de prendre leurs médicaments contre la maladie de Parkinson, ont-ils réussi à se passer de ces médicaments ?

Costantini et ses collègues travaillèrent à Viterbo, en Italie, et leurs rapports de cas (2013) portaient sur trois patients atteints de la maladie de Parkinson nouvellement diagnostiqués et ne prenant pas encore de médicaments contre la maladie, à savoir deux femmes et un homme âgés de 74 à 79 ans. Les patients furent d'abord évalués à l'aide de l'échelle d'évaluation unifiée de la maladie de Parkinson (UPDRS). Un patient fut également évalué à l'aide de l'échelle de gravité de la fatigue (FSS). Ils présentaient tous une bradykinésie, une rigidité, un visage ressemblant à un masque avec des clignements d'yeux peu fréquents, un manque de balancement des bras lors de la marche et un tremblement continu au repos. La thiamine plasmatique totale fut testée et s'avéra être dans la moyenne de référence saine. Chaque patient se vit prescrire 100mg de thiamine par voie parentérale (par injection) deux fois par semaine, cette dose étant nettement inférieure à la dose quotidienne utilisée par Luong et Nguyen. Les patients de Costantini reçurent une petite dose de vitamines du groupe B en même temps que leurs injections de B1. Après 15 jours, les trois participants furent réexaminés.

Tous trois présentaient maintenant un tonus musculaire normal, avec réduction du tremblement au repos et une augmentation du balancement du bras pendant la marche. Leur score UPDRS révélèrent des améliorations considérables des symptômes. La fatigue du cas 3 diminua presque complètement. Costantini conclut que les symptômes de la maladie de Parkinson sont la manifestation d'une carence en thiamine probablement due à un dysfonctionnement du transport actif de la thiamine à l'intérieur des cellules ou à des anomalies enzymatiques structurelles. Il ajouta que les injections de thiamine pourraient jouer un rôle important dans la restauration des neurones survivants et dans la limitation de la progression de la maladie, car le dysfonctionnement des processus dépendants de la thiamine pourrait être une voie pathogène primaire conduisant à la mort des neurones dopaminergiques et non-dopaminergiques dans la maladie de Parkinson (Costantini et al 2013, Jhala et Hazell 2011).

Costantini et ses collègues mentionnent trois "points forts". Premièrement, le fait que le traitement soit immédiatement disponible. Deuxièmement, qu'aucune étude dans la littérature n'a engendré d'effets secondaires liés à l'utilisation quotidienne de fortes doses de thiamine. Et troisièmement, que leur rapport de cas ouvre une lueur d'espoir pour la thérapie de la maladie de Parkinson.

La recherche menée en 2013 par Costantini et ses collègues ne suivit les trois études de cas que sur une période de 15 jours. Leur recherche de 2015 visait à fournir une étude plus vaste et plus longue, ainsi cinquante patients atteints de la maladie de Parkinson furent recrutés, 33 hommes et 17 femmes. Leur âge moyen était de 70 ans et la durée moyenne de leur maladie était de sept ans. Il est à noter que sept des patients ne prenaient pas encore de médicaments contre la maladie de Parkinson. Ils furent tous évalués au départ à l'aide de l'échelle unifiée d'évaluation de la maladie de Parkinson (UPDRS) et de l'échelle de gravité de la fatigue (FSS). Ils furent ensuite traités avec 100mg de thiamine administrés par injection intramusculaire deux fois par semaine, sans modification de leurs médicaments contre la maladie de Parkinson ou de leur thérapie personnelle. Tous les patients furent réévalués après un mois, puis tous les trois mois pendant le traitement. La période de suivi dura entre 95 et 831 jours.

Le traitement par injection de thiamine entraîna une amélioration significative des symptômes moteurs chez les cinquante participants. Il n'y avait aucune différence de résultat entre les hommes et les femmes, les jeunes et les plus âgés, ou entre ceux qui prenaient des médicaments contre la maladie de Parkinson et ceux qui n'en prenaient pas. La durée de la maladie fit une différence dans la mesure où les personnes atteintes de la maladie de Parkinson depuis plus longtemps voyaient leur état s'améliorer davantage que les personnes nouvellement diagnostiquées. Les participants qui avaient fait état de fatigue avant le traitement à la thiamine constatèrent que leur énergie s'était considérablement améliorée. Les trois patients qui présentaient des symptômes clairs de démence au départ virent leurs scores cognitifs s'améliorer lors du suivi. Les patients s'améliorèrent en l'espace de trois mois environ et maintinrent ce niveau d'amélioration pendant le reste de l'étude. Aucun des patients sous lévodopa n'eut besoin d'augmenter sa dose de lévodopa pendant l'étude et ceux qui ne prenaient pas de médicaments contre la maladie de Parkinson au début de l'essai n'eurent pas besoin de commencer un traitement allopathique. Aucun des patients ne ressentit d'effets indésirables liés à la prise de thiamine ou ne dut interrompre son traitement.

Costantini souligna les limites de son étude de 2015, l'absence d'un élément contrôlé par placebo étant la plus pertinente. Toutefois, les améliorations cliniques observées chez ses patients furent continues et stables pendant une longue période de suivi, ce qui ne suggère a priori pas un effet placebo. Il tint également à introduire le traitement à la thiamine chez ses patients sans leur donner aucune information sur les résultats possibles. En outre, il essaya d'éviter la question du biais de la sélection en incluant consécutivement dans son étude tous les patients atteints de la maladie de Parkinson qui le visitèrent.

Pour Costantini, la thiamine à haute dose était un traitement d'appoint à utiliser parallèlement aux médicaments prescrits pour combattre la maladie de Parkinson au cas où le patient avait déjà commencé un traitement. Il n'essaya pas d'interrompre la lévodopa de ses patients pendant l'étude même s'ils présentaient des améliorations très significatives des symptômes. Contrairement à Luong et Nguyen (2012), Costantini ne considérait pas la thiamine comme un remède miracle et pensait que des médicaments comme la lévodopa avaient encore un rôle important à jouer pour l'ensemble de la thérapie du patient. Il estima que la thiamine à haute dose seule n'était pas capable d'entraîner une régression complète des symptômes moteurs à moins que la maladie ne soit apparue très récemment. Cela pourrait être expliqué par le fait que, même si la thiamine restaure les cellules survivantes et semble arrêter le développement de la maladie, les cellules épargnées par l'agression de la maladie sont en nombre limité et ne peuvent remplacer tous les systèmes fonctionnels qui dépendent d'une "substantia nigra" saine (www. highdosethiamine.org).

Tant Luong et Nguyen (2012) que Costantini et al (2013, 2015) donnèrent à leurs patients de la " thiamine parentérale ", ce qui signifie que la dose fut administrée par injection. Luong et Nguyen citent plusieurs études qui suggèrent que l'absorption intestinale de la thiamine pourrait être altérée; Pfeiffer (2003) affirme que les dysfonctionnements gastro-intestinaux sont fréquents chez les patients atteints de la maladie de Parkinson et peuvent potentiellement affecter l'intervention thérapeutique alors que Baum et Iber (1984) suggèrent que bien que l'absorption intestinale de la thiamine soit suffisante chez les jeunes, elle peut être réduite avec l'âge tandis que Baker et al (1980) démontrent que seule l'administration intra-musculaire de thiamine est capable de corriger les carences en thia-mine chez les sujets de plus de 60 ans. Comme nous le verrons dans les deux chapitres suivants, l'administration orale de thiamine est à la fois recommandée et garantie de succès dans de nombreux cas où une injection n'est pas disponible mais le dosage doit être suffisamment élevé pour faire face aux problèmes d'absorption gastro-intestinale.

## Les théories

Costantini et ses collègues (2015) ont suggéré que "l'amélioration du métabolisme énergétique des neurones survivants de la substantia nigra, provoquée par des doses élevées de thiamine, pourrait conduire à une augmentation de la synthèse et de la libération de la dopamine endogène, à une augmentation de l'activité des enzymes dépendantes de la thiamine, ou à une meilleure utilisation de la lévodopa exogène." Aucune carence en thiamine dans le sang ne fut constatée au départ et le fait que de fortes doses de thiamine aient eu un effet si positif sur les symptômes amena Costantini à suggérer que les symptômes de la maladie de Parkinson sont le résultat d'une carence neuronale en thiamine, probablement due au dysfonctionnement du transport intracellulaire actif de la thiamine ou à des anomalies enzymatiques structurelles.

En outre, il existe un lien intéressant entre la thiamine et l'alpha-synucléine. En effet, des mutations de l'alpha-synucléine sont asso-ciées à la maladie de Parkinson à début précoce (MPDP) sachant que la protéine s'agrège anormalement chez les patients atteints de la maladie de Parkinson, de la maladie à corps de Lewy et d'autres mala-dies neurodégénératives (Goedert 2001). Une étude concernant l'effet de la thiamine sur l'alpha-synucléine suggéra qu'une augmenta-tion de la thiamine intracellulaire pouvait réduire la concentration d'alpha-synucléine et ensuite l'agrégation de l'alpha-synucléine (Brandis et al 2006).

## Les effets secondaires

Costantini rapporta (www.highdosethiamine.org) que sur plus de 2500 patients traités avec des injections intramusculaires de thiamine, il n'y eut que quatre réactions allergiques. Dans l'étude de Costantini et Pala sur la thiamine à forte dose pour traiter les patients atteints de colite ulcéreuse et de la maladie de Crohn (2013 D), un patient signala une légère tachycardie, laquelle fut résolue en réduisant la dose. Certains patients signalèrent des insomnies, qui furent elles aussi résolues en administrant la dernière dose avant 17 heures. Aucun effet secondaire ne fut signalé dans les études de cas sur la fibromyalgie (Costantini et al 2013 E) et la sclérose en plaques (Costantini et al 2013 D).

Dans leur étude de 2015 sur l'utilisation de la thiamine à forte dose chez les patients atteints de la maladie de Parkinson, Costantini et ses collègues rapportèrent qu' "aucun patient n'a présenté d'effets indésirables ou n'a interrompu le traitement, seuls les patients diabétiques traités à l'insuline subirent une légère augmentation des niveaux de glycémie ainsi qu'une augmentation subséquente de la dose d'insuline." Bager et al (2021), dans leur étude sur la thiamine auprès de patients souffrant de fatigue liée à la maladie intestinale inflammatoire, ne trouvèrent que des effets secondaires légers. "Comme la thiamine est une vitamine hydrosoluble avec une clairance rénale, le risque d'accumulation de thiamine est limité pour les patients ayant une fonction rénale normale."

Il est incontestable que la thiamine a, comme l'ont démontré ces études, bien que limitées, un effet significatif sur les symptômes des personnes atteintes de la maladie de Parkinson. Le Dr Costantini, qui traita environ 4000 patients, se faisait continuellement apostropher à propos du fait que les autres neurologues ne connaissaient pas ou ne s'intéressaient pas à la thérapie par la thiamine. Il répondait invariablement qu'il ne le savait pas. La science officielle affirme toujours que les symptômes non-moteurs sont impossibles à traiter alors que le Dr Costantini déclara que ces derniers étaient plus sensibles que les symptômes moteurs au traitement par HDT. Toutefois, cette thérapie n'est pas un remède car dans aucune de ses publications le Dr Costantini ne suggère qu'elle le soit. Cependant, elle offre à l'homme ou à la femme atteint(e) de la maladie de Parkinson la possibilité de vivre dans des conditions physiques et psychologiques améliorées, ce qui était auparavant impensable.

Selon le Dr Derrick Lonsdale (2021), expert en thiamine :

*"L'utilisation d'une vitamine à haute dose pour traiter une maladie est tout à fait nouvelle. Il semble que suffisamment de preuves cliniques de son effet bénin et non toxique aient été rapportées par ce groupe italien pour qu' "il mette le feu au monde de la médecine". Le concept d'utiliser une molécule, essentielle à la vie, à fortes doses comme médicament nécessitera sans doute d'autres confirmations, mais il serait absurde d'ignorer ces résultats."*

## Porter son regard vers l'avenir

Je conclurai ce chapitre par les mots des collègues du Dr Costantini, le Dr Roberto Fancellu (neurologue), le Dr Marco Colangeli (spécialiste de l'environnement) et Mme Maria I. Pala (infirmière) qui sont en train de rechercher des fonds pour réaliser une étude complète.

*"Tant de personnes pourraient bénéficier de cette thérapie aujourd'hui. Mais pour que chaque patient dans le monde puisse recevoir une thérapie à base de thiamine à haute dose par le biais de canaux médicaux de confiance, celle-ci doit être approuvée par diverses administrations pharmaceutiques internationales telles que la Food and Drug Administration (FDA) américaine et l'Agence européenne des médicaments (EMA).*

*Seuls les résultats positifs d'un essai clinique bien conçu pourront satisfaire au processus d'approbation. Plus précisément, nous devons mener un essai en plusieurs endroits, randomisé, en double aveugle et contrôlé par placebo, couvrant un nombre représentatif de patients et s'étendant sur la période pertinente. Une telle recherche nécessite un financement adéquat, soutenu pendant toute la durée de l'essai.*

*La découverte de sources de financement appropriées et la soumission de demandes auprès d'elles exigent une attention et des efforts constants. Mais nous devons relever le défi, car les résultats positifs d'un essai clinique solide confirmeraient l'efficacité de la thérapie de manière scientifique et avec une signification statistique, nous permettraient de comprendre et de décrire ses mécanismes, et nous montreraient éventuellement comment améliorer encore son efficacité.*

*À cette fin, nous avons lancé une campagne GoFundMe dont le but ultime est de collecter des fonds afin de faire avancer la thérapie HDT dans son processus de validation, et de mettre les informations sur nos expériences menées jusqu'à présent directement à la disposition des patients, praticiens et autres professionnels de la santé."* (www.highdo sethiamine.org)

Ce chapitre a montré que, malgré le fait que les recherches soient actuellement assez limitées, la thiamine a eu un effet positif très significatif sur les symptômes de la maladie de Parkinson. Qui plus est, le traitement à base de thiamine à haute dose est immédiatement disponible, peu coûteux et sûr. Bien qu'il n'existe actuellement aucun traitement capable de ralentir la progression de la maladie de Parkinson ou d'améliorer les symptômes en toute sécurité, cette thérapie a beaucoup à offrir et il est urgent de mener un projet de recherche approfondi pour explorer l'efficacité de la thérapie et affiner son adoption et son utilisation. La maladie de Parkinson est une maladie dégénérative, il est donc urgent que les neurologues, les médecins et les infirmières en lien avec cette maladie se familiarisent avec cette thérapie et offrent à leurs patients la possibilité de l'essayer, ce qui, pour beaucoup, pourrait améliorer considérablement leur vie.

# 3. Le Protocole

Ce chapitre a pour but d'expliquer le protocole de traitement à la thiamine à haute dose tel que nous le comprenons actuellement, il ne peut cependant être qu'indicatif car il ne s'agit pas d'une thérapie universelle. Les patients devront jouer un rôle actif pour décider du dosage qui leur convient, cela nécessitera quelques essais et erreurs ainsi que de la patience. Cependant, les améliorations possibles, une fois le bon dosage trouvé, sont très importantes pour la personne atteinte de la maladie de Parkinson, et devraient faire en sorte que l'effort en vaille la peine.

Bien que dans ce chapitre je m'adresse directement aux personnes atteintes de la maladie de Parkinson, je vous recommande de travailler avec un professionnel de la santé qui a de l'expérience et qui connaît bien la thérapie dans la mesure du possible. Si cela est impossible, discutez au moins de votre désir d'essayer la thérapie avec votre médecin.

## Quelle forme de thiamine à utiliser ?

Trois formes de thiamine sont traitées dans cet ouvrage: les injections intramusculaires, les comprimés, capsules ou poudre par voie orale (chlorhydrate de thiamine) et les comprimés sublinguaux (mononitrate de thiamine). Chacune présente des avantages et des inconvénients d'utilisation, et toutes peuvent donner de bons résultats lorsque le "bon" dosage est trouvé pour chaque personne.

Il existe d'autres dérivés de la thiamine sur le marché, mentionnons la benfotiamine qui est liposoluble. Le Dr Lonsdale signale toutefois sur son site web (https://www.hormonesmatter.com/navigating-thiamine-supplements/) qu'un rapport publié suggère que la benfotiamine ne traverse pas la barrière du cerveau. Mentionnons aussi l'allithiamine qui se trouve naturellement dans l'ail et son homologue synthétique la TTFD (thiamine tetrahydrofurfuryl), lesquelles ont été largement utilisées par le Dr Lonsdale dans son traitement des patients. Cependant, comme aucun de ces dérivés n'a encore été testé dans le cadre d'une recherche portant sur la maladie de Parkinson ou n'est apparu que sporadiquement dans certains récits ponctués de succès, il n'est pas possible de conseiller leur utilisation dans la maladie de Parkinson à l'heure actuelle.

### Les injections intramusculaires

Dans les recherches présentées dans le chapitre précédent, la thiamine fut administrée par injection intramusculaire. Il y a deux avantages à la prise de vitamine B1 par injection, à savoir l'amélioration des symptômes qui semble apparaître rapidement et c'est aussi une méthode plus sûre de prendre de la thiamine de cette manière pour les personnes ayant des problèmes de déglutition.

Cependant, pour de nombreux patients, les professionnels de la santé ne sont pas en mesure d'administrer des injections de façon régulière et peu de personnes sont formées pour faire elles-mêmes des injections. Le Dr Costantini signala également une contre-indication pour les patients traités avec des anticoagulants (par exemple Coumadin, Sintrom), et suggéra de ne PAS utiliser les injections de thiamine, car elles pourraient provoquer un hématome.

## La thiamine HCL par voie orale

Comme alternative aux injections, le Dr Costantini recommanda d'utiliser la thiamine orale. Il souligna que le chlorhydrate de thiamine (HCL) devait être privilégié au détriment du mononitrate de vitamine B1. Les deux sont des vitamines synthétiques, mais le chlorhydrate est plus soluble dans l'eau et ne risque donc pas de s'accumuler dans l'organisme. Bien que de faibles niveaux de mononitrate de thiamine ne soient pas susceptibles de causer de graves problèmes, les groupes nitrates présents dans les molécules de mononitrate de thiamine peuvent s'accumuler dans les reins et provoquer des calculs rénaux en formant des composés nitrates insolubles lorsque la thiamine est prise à fortes doses.

La thiamine HCL par voie orale est avantageuse à l'utilisation car elle est facilement disponible, avec un large choix de produits sous forme de comprimés, gélules ou poudre. La plupart des personnes utilisent des comprimés ou des gélules de 500mg chacun. Assurez-vous qu'il s'agit de la "version HCL" et qu'elle ne contient pas d'autres compléments. En effet, certains comprimés/capsules de vitamine B1 contiennent également du magnésium et il convient de les éviter afin de ne pas subir une surcharge en magnésium.

Les versions orales de la thiamine présentent toutefois des inconvénients. Le comprimé/la capsule doit parcourir un long chemin dans l'organisme avant d'être absorbé. Il est avalé, puis digéré et absorbé par la muqueuse du système gastro-intestinal où il passe dans les plus petits vaisseaux sanguins du système circulatoire et se répand dans tout le corps. Pour fonctionner correctement, la thiamine doit donc être capable de résister à l'environnement hautement acide de l'estomac, de traverser les cellules qui tapissent les intestins et de résister à la filtration ou à l'élimination par le foie avant d'atteindre le reste de l'organisme. (https://compoundingrxusa.com/blog/compounding-sublingual-medications/)

Pour cette raison, la vitamine B1 dans ce cas bien précis doit être prise à des doses assez élevées et plusieurs comprimés ou capsules peuvent être nécessaires pour atteindre la dose quotidienne souhaitée. Comme certaines personnes ont constaté que la vitamine B1 prise en fin d'après-midi ou en soirée peut perturber leur sommeil, il est raisonnable de diviser la dose, soit en prenant la moitié de la dose avec ou sans le petit-déjeuner et le reste avec ou sans le déjeuner, soit en ingurgitant la dose complète le matin.

Le Dr Costantini conseillait de ne pas prendre la version orale avec des jus de fruits, mais uniquement avec de l'eau. Certains nutritionnistes recommandent également d'éviter le café et le thé, car ils contiennent des tanins qui peuvent interagir avec la thiamine, la transformant en une forme difficile à absorber par l'organisme. D'autres pensent que l'interaction entre le café, le thé et la thiamine peut ne pas être importante à moins que le régime alimentaire soit pauvre en vitamine C. En effet, cette dernière semble empêcher l'interaction entre la thiamine et les tanins du café et du thé (medlineplus.gov). Cependant, les problèmes liés au thé et au café ne sont probablement pas pertinents compte tenu des fortes doses de thiamine prises. En cas d'inquiétude, la vitamine B1 pourrait être prise une heure avant ou après le thé ou le café.

## Les comprimés sublinguaux

Une forme de thiamine qui n'implique pas l'administration d'injections ou la prise d'un grand nombre de comprimés ou de gélules est le comprimé sublingual B1 qui n'était pas disponible en Italie lorsque le Dr Costantini conseillait ses patients et qu'il ne mentionna donc pas.

On prend le comprimé sublingual B1 en le plaçant sous la langue où il se dissout rapidement sur les muqueuses et pénètre directement dans les minuscules vaisseaux sanguins situés en dessous. Les comprimés sublinguaux ont donc une puissance plus prévisible. Alors que les médicaments administrés par voie orale perdent souvent de leur efficacité après avoir été exposés aux acides de l'estomac et aux filtrations du foie, les comprimés sublinguaux, pris correctement, délivrent la totalité de la quantité de médicament directement dans la circulation sanguine, ce qui permet de réduire considérablement les doses nécessaires.

Les comprimés sublinguaux représentent également une meilleure solution pour ceux qui ont des problèmes de déglutition et/ou des problèmes digestifs. Le comprimé a un goût plutôt amer, mais la plupart des patients s'y habituent après quelques jours d'utilisation.

Il est cependant très important que le comprimé sublingual soit pris correctement, la procédure suivante étant alors recommandée:

1. Buvez un verre d'eau dès le matin (avant de vous laver les dents, de boire ou de manger quoi que ce soit). Cela permet de s'assurer que la salive est suffisante pour dissoudre le comprimé.
2. Attendez dix minutes.
3. Placez délicatement le comprimé sous la langue. Il se dissoudra très rapidement. Essayez de ne pas l'avaler.
4. Ne mangez pas, ne buvez pas et ne vous lavez pas les dents pendant au moins 30 à 45 minutes. Les aliments ou les liquides peuvent faire disparaître une partie de la dose. Ne fumez pas et ne mâchez pas de tabac pendant deux heures avant ou après la prise du comprimé. Les deux peuvent empêcher les muqueuses de la bouche d'absorber correctement le médicament.

Il existe sur le marché plusieurs comprimés qui prétendent être des comprimés sublinguaux simplement parce qu'ils se dissolvent. À ma connaissance, le seul comprimé sublingual de vitamine B1 actuellement disponible est fabriqué par "Superior Source". Ce comprimé est composé de mononitrate de thiamine. Nous avons expliqué qu'il n'est pas recommandé de l'administrer par voie orale, mais il devrait être tout à fait sûr car il n'est pas absorbé par le tube digestif et est pris à des doses beaucoup plus faibles que la thiamine orale.

Les sites Internet qui vendent de la thiamine sous ses différentes formes se trouvent dans la rubrique "Adresses utiles" à la fin du livre.

## Quelle est la posologie correcte?

Malheureusement, il n'y a pas de réponse rapide ou simple à cette question, car la dose nécessaire est très spécifique à chaque personne. Elle peut être affectée par le poids, la durée de la maladie, la gravité des symptômes et des facteurs jusqu'ici inconnus. Nous savons cependant que si la dose de vitamine B1 est insuffisante, il n'y aura pas d'amélioration et que si la dose est trop élevée, il y aura une aggravation temporaire des symptômes bien que cela soit rapidement corrigé en arrêtant la vitamine B1 pendant une semaine ou deux et en recommençant à une dose plus faible. Jusqu'à ce que la recherche clarifie les éléments qui guident le dosage individuel, le problème doit être résolu par tâtonnements. Cependant, mon objectif ici est de présenter quelques suggestions et conseils qui, je l'espère, permettront de trouver plus facilement la bonne dose.

<u>Quel dosage ?</u>

Les dosages qui produisent des améliorations dans les formes injectables et sublinguales de la thiamine ne semblent pas varier aussi fortement que la thiamine dans sa forme orale. Les doses que j'ai suggérées ci-dessous pour l'injection et la forme sublinguale sont les doses finales que les patients ont trouvées efficaces tandis que la dose de départ que j'ai suggérée pour la version orale n'est qu'informative, représentant en cela une dose de départ pour surveiller les symptômes.

Le Dr Costantini recommanda initialement une dose thérapeutique comprise entre 2000mg et 4000mg de thiamine HCL par voie orale. Cependant, en travaillant avec des patients du monde entier par courrier électronique, il constata que les patients d'origine anglo-saxonne (Europe du Nord et États-Unis) et ceux d'origine africaine avaient besoin de doses plus faibles pour obtenir les mêmes résultats cliniques que ses patients italiens. La fourchette moyenne des dosages réussis utilisés sur le forum Parkinson (www.-healthunlocked.com) semble se situer entre 1500mg et 2500mg, mais dans tous les cas, il est préférable de commencer par une dose faible pour vérifier qu'il n'y a pas de réaction allergique à la thiamine et pour voir si une faible dose pourrait être meilleure pour vous. En fait, deux des patients partageant leur expérience dans le chapitre 4 trouvèrent que la dose orale adéquate était inférieure à 200mg.


Doses initiales suggérées pour chacune des formes de thiamine :

2 x 25 mg (ou 1 x 50 mg) solution **intramusculaire** *par semaine,*

200 mg de thiamine HCL **orale** par jour (ou éventuellement 100 mg deux fois par jour, 100 mg une le matin et 100 mg une à l'heure du déjeuner),

1 x 50 mg de B1 **sublingual** chaque lundi, mercredi et vendredi de la semaine (ou 1 x 25 mg chaque jour)


Il ne s'agit en aucun cas de doses équivalentes. Il est impossible de suggérer une quelconque comparaison lorsque la version orale dépend autant de la fonction gastro-intestinale d'une personne et de sa capacité à absorber les nutriments. Il ne s'agit donc que de suggestions pour savoir où commencer votre essai. Pour certaines personnes, même ces faibles doses pourraient être trop élevées ; soyez donc attentif à la possibilité de survenue de symptômes de surdosage. Nous y reviendrons, toutefois, plus tard. Il est à noter que la gamme des doses orales efficaces est très large, à savoir entre 100mg et 4000 mg par jour, mais les doses intramusculaires satisfaisantes semblent être 1 x 50 mg or 2 x 50 mg par semaine. Peu de données concernant un éventuel bienfait de la prise de comprimés sublinguaux ont été recueillies jusqu'à présent mais un comprimé de 25 mg par jour est une dose qui a été initialement efficace pour un certain nombre de personnes, dont moi-même. Il est peu probable que plus d'un 100 mg comprimé soit nécessaire par jour. Avec le temps, j'ai dû réduire mon dosage pour éviter les symptômes de surdosage et je ne prends maintenant que comprimés sublinguaux de 2 x 12.5 mg *par semaine.*

## Surveiller les symptômes

Comment saurez-vous que vous avez atteint le dosage correct ? Tout simplement lorsque les symptômes s'amélioreront. Il est cependant très facile de ne pas être conscient de ces changements comme je l'ai appris par expérience personnelle. Par conséquent, pour vous assurer de ne pas manquer les signes d'amélioration, je vous suggère d'envisager d'utiliser une ou plusieurs des méthodes de surveillance mentionnées ci-dessous.

Le Dr Costantini a testé les réactions de ses patients avec un test appelé "test de résistance". Voici les instructions pour effectuer ce test :

1. Le sujet se tient confortablement debout, les pieds écartés de la largeur des épaules et les yeux ouverts.
2. L'examinateur se tient derrière le sujet.
3. Le sujet doit éviter de tomber et tout faire pour garder son équilibre. L'examinateur le rattrapera s'il tombe.
4. L'examinateur tire soudainement et brièvement en arrière sur les épaules du sujet avec une force suffisante pour que le sujet ait besoin de retrouver son équilibre. Le sujet n'est pas informé du moment où cette traction va se produire.

Le nombre de pas nécessaires pour retrouver l'équilibre est ensuite compté. Dans une réponse normale au « test de résistance », la personne reste en équilibre ou fait un ou deux pas en arrière pour éviter de tomber. Un patient atteint de la maladie de Parkinson devra souvent faire plus de pas avant de se rétablir ou devra être assisté pour éviter une chute.

Le Dr Costantini utilisait la normalisation du test de résistance pour indiquer que la bonne dose avait été trouvée. Il peut s'écouler jusqu'à un mois avec la bonne dose avant que le test de résistance ne soit normalisé. Selon le Dr Costantini, les médicaments contre la maladie de Parkinson n'amélioraient pas ce test, contrairement à la vitamine B1.

Vous trouverez sur YouTube de courtes vidéos montrant le Dr Costantini effectuant des tests de résistance avec certains de ses patients sous les titres suivants :

"Marco P PD TWO years" https://youtu.be/yyts9USMTos?si=Yz6k72DSoDlcxUWJ

"Patient 18 PD6 pull test" https://youtu.be/YEejV3NmY98

"PZ1 Febbraio" https://youtu.be/IPxxkCZJbyo

Il est bon de réaliser des vidéos "avant" et "après" la prise de thiamine vous montrant en train de parler, de marcher et d'effectuer le test de résistance. Les améliorations peuvent apparaître si discrètes que même les personnes avec lesquelles vous vivez peuvent ne pas remarquer les petits changements. Les vidéos offrent la possibilité d'observer et de comparer les changements sur une période plus longue lorsque la mesure des différences peut souvent vous surprendre.

Une autre façon de surveiller l'amélioration est de remplir le questionnaire appelé "l'échelle unifiée d'évaluation de la maladie de Parkinson" (UPDRS). Ce questionnaire peut être consulté à l'adresse suivante

https://www.mdapp.co/unified-parkinson-s-disease-rating-scale-updrs-calculator-523/

Cette échelle est un outil d'évaluation utilisé pour mesurer les symptômes de la maladie de Parkinson chez les patients. Remplir ce questionnaire chaque semaine serait un moyen très complet de surveiller les changements.

Le simple fait de tenir un journal et de sélectionner les symptômes à évaluer serait également utile. Vous pouvez également demander à vos amis et/ou à votre famille, ou à toute personne qui vous voit fréquemment et qui vous connaît bien, de vous dire s'ils pensent que vous allez mieux. Ne vous attendez pas à reconnaître immédiatement les changements, car ces derniers sont si progressifs et initialement si subtils qu'il est facile de les manquer. Cela pourrait signifier que vous supposez que la dose ne vous a rien apporté et qu'ensuite vous passez trop vite à un niveau de dosage supérieur.

## Identifier des symptômes d'overdose

Un signe que votre dose de vitamine B1 est trop élevée pour vous pourrait être une aggravation des symptômes. Peut-être que votre constipation, qui s'était améliorée initialement, a récidivé, ou qu'une épaule est à nouveau douloureuse, ou que votre tremblement semble s'aggraver, ou encore qu'un nouveau symptôme est apparu. Souvent, les gens décrivent une sensation d'agitation ou une anxiété inexpliquée. Une personne mentionna que c'était comme si elle avait bu trop de café. L'autre jour, je regardais mon petit-fils jouer avec un jouet à remontoir. S'il tournait seulement un peu le remontoir, le jouet avançait brièvement et s'arrêtait. S'il tournait et tournait la manivelle jusqu'à ce qu'il ne puisse plus la tourner, le jouet bourdonnait follement, incapable de s'arrêter avant d'avoir dépensé toute son énergie. De bien des façons, cela pourrait décrire mes signaux de sous-dose et d'overdose !

Si vous pensez que la dose de vitamine B1 est trop élevée pour vous, arrêtez-la immédiatement pendant 1, voire 2 semaines, ou jusqu'à ce que les symptômes disparaissent, puis reprenez la vitamine B1 après cette courte pause, à une dose plus faible.

### Être patient

Il est important de laisser passer assez de temps à chaque échelle de dosage pour que les améliorations apparaissent. Certaines personnes parlent d'au moins six semaines avant de constater des changements. Vous devrez rester à chaque niveau de dosage pendant au moins deux semaines complètes, et je recommanderais quatre à six semaines afin de voir apparaître et remarquer les améliorations. Si vous êtes un poids léger et/ou si vous avez été diagnostiqué récemment, vous vous contenterez probablement d'une dose relativement faible. En revanche, si votre poids est plus élevé et/ou si vos symptômes sont raisonnablement avancés, vous aurez peut-être besoin d'une dose plus élevée. Un coup d'œil aux témoignages du chapitre 4 montre une grande variation dans le dosage que les gens ont trouvé efficace, en particulier lorsqu'ils utilisent la thiamine HCL par voie orale.

### Ne pas brouiller les pistes

Il est souvent tentant d'essayer plusieurs thérapies prometteuses en même temps. Il est compréhensible que vous soyez impatient de voir votre état s'améliorer et que vous pensiez que peu importe lequel vous fait du bien, du moment que quelque chose le fait. Cependant, la vitamine B1 n'étant bénéfique que si vous trouvez la bonne dose, vous devez connaître clairement, le cas échéant, ce qui affecte vos symptômes. Par conséquent, lorsque vous testez la vitamine B1, n'augmentez pas votre traitement, n'ajoutez pas d'autres compléments ou ne modifiez pas votre régime de quelque manière que ce soit avant d'avoir établi la dose de vitamine B1 qui vous convient.

## L'entretien

Lorsque vous avez trouvé la dose qui, dans votre cas, a entraîné une amélioration des symptômes, restez-y et attendez patiemment. Il peut s'écouler entre trois et six mois avant que le pic d'amélioration ne se manifeste.

### Faire une pause de vitamine B1

Il y a deux questions à discuter concernant l'utilisation à la bonne posologie sur le long terme; la première concerne le fait d'arrêter la vitamine B1 pendant un court laps de temps. A l'image des injections intramusculaires en particulier, il peut être judicieux, une fois que le patient est stabilisé, de faire une pause d'une semaine tous les deux ou trois mois. Si la dose a été un peu trop élevée, cela permet d'éliminer tout surdosage éventuel. Quelle que soit la forme de thiamine prise, si l'un des symptômes de surdosage décrits précédemment apparaît, il est bon d'arrêter la vitamine B1 jusqu'à ce que les symptômes disparaissent.

Combien de temps doit durer l'arrêt ? Bien que la plupart des améliorations des symptômes obtenues par la prise de vitamine B1 durent pendant plusieurs mois, de nombreuses personnes remarquent que la fatigue réapparaît après une très courte pause. En règle générale, je suggère donc d'arrêter la prise de vitamine B1 lorsque les symptômes s'aggravent ou que l'on ressent de l'anxiété ou de l'agitation et d'en reprendre dès que la fatigue réapparaît. La plupart des utilisateurs à long terme apprennent à connaître leurs propres signes de surdosage ou de sous-dosage.

<u>Ajuster la posologie au fil du temps</u>

Lorsque vous avez trouvé le bon dosage pendant la période d'entretien, il est tout à fait possible de revenir à ce dosage après la pause sans que les symptômes de surdosage ne réapparaissent pendant une longue période. Cependant, si les symptômes de surdosage réapparaissent dans un court laps de temps, il peut être nécessaire de réajuster votre "bonne dose" initiale. Bien que le Dr Costantini suggérât qu'une fois la bonne dose trouvée, il ne fallait pas la changer et qu'elle devait toujours être efficace, dans plusieurs des histoires personnelles du chapitre suivant, des personnes parlent de la nécessité d'ajuster leur dose initiale pour maintenir les bénéfices précédents.

## Prise de médicaments à base de lévodopa et d'autres suppléments vitaminés tout en prenant de la vitamine B1

La thiamine peut être prise en toute sécurité avec d'autres compléments et médicaments. Les médicaments habituellement utilisés par le patient contre la maladie de Parkinson doivent être poursuivis. En effet, le Dr Costantini constata que la thiamine améliorait l'efficacité des médicaments traditionnels contre la maladie de Parkinson. Selon le Dr Costantini, la thérapie HDT n'est pas un remède contre la maladie de Parkinson mais telle qu'elle apparaît actuellement est plutôt une mesure thérapeutique co-adjuvante à utiliser avec le traitement à base de lévodopa, s'il est déjà prescrit, et que le dosage de ce dernier ne doit pas être modifié à l'exception d'un avis médical différent.

Le Dr Costantini recommanda également d'ajouter d'autres vitamines du groupe B, notamment l'acide folique, mais il suggéra de ne pas les ajouter avant d'avoir trouvé le dosage correct de la vitamine

B1. En effet, les composés multivitaminés peuvent contenir de la vitamine B6 qui va agir comme un facilitateur de la décarboxylase périphérique. Chez les personnes atteintes de la maladie de Parkinson, cela peut interférer avec la quantité de lévodopa qui atteint le cerveau, aggravant ainsi les symptômes. Habituellement, les composés de la lévodopa contiennent des inhibiteurs de cette action. Cependant, comme cette interférence peut se produire même en présence d'inhibiteurs, il ne serait pas possible de savoir si la meilleure dose de vitamine B1 a été atteinte.

Une fois le bon dosage découvert, le Dr Costantini recommanda aussi d'ajouter une petite dose de magnésium. Le magnésium est nécessaire à l'activation de la thiamine dans les cellules et constitue un cofacteur pour l'activité de diverses enzymes. Le Dr Costantini proposa de prendre un comprimé de magnésium à libération prolongée (375mg) et ceci seulement deux fois par semaine (www.highdosethiamine.org).

Une façon plus appropriée à attendre de trouver le bon dosage est de commencer le complexe vitaminique b et le magnésium 2 à 4 semaines avant de prendre la B1. De cette manière, on évite une quelconque influence possible sur la meilleure dose de vitamine B1 au cas où ils seraient ajoutés a posteriori.

## Sécurité des doses élevées de thiamine

Des doses élevées de thiamine sont sans danger (Costantini et al 2015) et la littérature ne mentionne pas d'effets indésirables liés à la thiamine, même à des doses élevées et sur de très longues périodes d'administration (Smithline et al 2012, Meador et al 1993).

## Les non-répondants

À l'heure actuelle, on ne peut expliquer complètement les interactions qui entraînent une amélioration des symptômes entre la thiamine et la maladie de Parkinson. Nous sommes pour l'instant limités aux théories et aux hypothèses jusqu'à ce que des fonds puissent être obtenus pour une étude rigoureuse et approfondie. Peut-être que lorsqu'il sera possible de comprendre pourquoi certaines personnes atteintes de la maladie de Parkinson réagissent si bien à de fortes doses de thiamine, sera-t-il aussi possible de saisir pourquoi pour d'autres cela ne semble pas fonctionner aussi bien. Un objectif crucial de l'essai en double aveugle, prévu par l'équipe de recherche italienne, est d'étudier le groupe après l'essai clinique pour comprendre s'il existe un biomarqueur et reconstituer la voie métabolique qui conduit à des résultats spécifiques.

Le Dr Costantini déclara que tous ses patients avaient répondu peu ou prou au traitement par la thiamine. Cependant, dans le forum sur la maladie de Parkinson (www.healthunlocked.com) et sur la page Facebook     (https://www.facebook.com/groups/parkinsonsb1thera py/?ref=share), on trouve des patients qui n'ont pas trouvé le succès escompté avec la thiamine. J'aimerais faire quelques suggestions afin d'expliquer pourquoi, chez certains patients, le traitement par la thiamine n'a pas permis jusqu'à présent d'améliorer les symptômes.


## La course se gagne lentement

Une erreur fréquente que l'on commet dans notre volonté d'obtenir des améliorations est de passer trop rapidement d'un niveau de dosage à l'autre, sans laisser le temps aux symptômes de s'améliorer, quel que soit le niveau de dosage. Si les effets positifs peuvent apparaître assez rapidement avec la méthode utilisant les injections, cela peut prendre plusieurs mois avec la forme d'administration orale et sublinguale. Je recommande de maintenir le même dosage pendant six semaines afin de tester correctement un niveau avant de passer à la dose suivante.

<u>Incapable de reconnaître que les choses changent</u>

Les améliorations peuvent également ne pas être remarquées parce que certaines personnes ne sont pas préparées au caractère discret de certains changements précoces des symptômes et passent à une dose plus élevée, pensant qu'il n'y a pas eu d'améliorations. Souvent, les patients ne remarquent pas les changements eux-mêmes, comme moi-même au début. C'est souvent le conjoint ou les amis qui les perçoivent.

Le Dr Costantini était déçu lorsque ses patients lui faisaient remarquer qu'il y avait eu peu de changements, alors qu'il pouvait constater la survenue de grandes améliorations. Il réalisa, alors, de courtes vidéos du tremblement, de la marche et du test de résistance de chaque patient à chaque visite, de sorte qu'à leur prochaine visite, il pouvait leur montrer les vidéos précédentes pour les comparer. Un patient alla jusqu'à déclarer que lorsqu'il revit ses vidéos un an après, il n'en croyait pas ses yeux et n'avait pas réalisé que tant de choses s'étaient améliorées.

<u>Une administration déficiente</u>

Un problème récurrent en lien avec la forme sublinguale de la vitamine B1 s'explique par le fait que les comprimés ne sont pas pris correctement. J'ai rencontré des personnes qui les mâchaient et les avalaient, et quelques-unes qui recrachaient le comprimé dissous ! Comme expliqué dans les instructions ci-dessus, le comprimé doit être placé sous la langue et avoir le temps de se dissoudre, de traverser la peau et d'entrer dans la circulation sanguine. Il faut s'efforcer de ne pas l'avaler avant qu'il n'ait eu le temps de se dissoudre et le comprimé dissous ne doit absolument pas être recraché.

## Le meilleur moment pour arrêter d'augmenter la dose

Certaines personnes remarquent de petites améliorations et pensent que si elles prennent davantage de thiamine, elles verront des changements plus importants. Si vous augmentez votre dose après avoir constaté la guérison d'un symptôme, vous risquez de provoquer un surdosage entraînant une aggravation de ces symptômes.

## Une mauvaise interprétation de l'aggravation des symptômes

En essayant de trouver le bon dosage, les personnes peuvent mal interpréter la cause de l'aggravation des symptômes. Tout d'abord, elles peuvent penser qu'elles ont besoin d'une dose plus élevée de thiamine. Nous avons l'habitude d'augmenter les doses de médicaments lorsque les symptômes s'aggravent. Nous le faisons avec nos médicaments contre la maladie de Parkinson et nous adoptons le même principe lorsque nous avons mal à la tête. Cependant, le dosage de la vitamine B1 ne fonctionne pas ainsi. En prendre plus ne constituera pas nécessairement un avantage. L'aggravation des symptômes est peut-être un signe de surdosage, il faut donc réduire la dose ou faire une pause. Deuxièmement, il se peut que les gens ne fassent pas le lien entre l'aggravation des symptômes et la vitamine B1, accusant plutôt l'évolution naturelle de leur maladie de Parkinson et supposant qu'ils doivent augmenter leur médicament contre la maladie de Parkinson. En fait, le Dr Costantini pensait qu'une fois qu'un patient avait établi la dose correcte de thiamine et qu'il était stable avec une très bonne réponse au test de résistance et une très bonne réduction des symptômes, nul ne serait point besoin d'augmenter ses médicaments anti-parkinson, à l'instar de la lévodopa. Par conséquent, si les symptômes s'aggravent lorsque vous prenez de la vitamine B1, recherchez d'abord un surdosage en vitamine B1 et arrêtez de la prendre pendant 1 à 2 semaines afin de voir si les symptômes s'améliorent.

## Le dysfonctionnement gastro-intestinal

Dans le chapitre 2, j'ai mentionné les recherches qui suggèrent que les dysfonctionnements gastro-intestinaux sont courants chez les patients atteints de la maladie de Parkinson, et que cela peut potentiellement affecter l'intervention thérapeutique (Pfeiffer 2003). L'âge peut également affecter l'absorption intestinale de la thiamine (Baum & Iber 1984, Baker et al 1980). Il semble donc possible que cela réduise l'efficacité de la thiamine orale pour certaines personnes et que ces dernières puissent trouver un certain avantage à utiliser des injections ou des comprimés sublinguaux.

## Les autres nutriments

Le nutritionniste Elliot Overton, dans un courriel privé, a suggéré que certains "non-répondants" au traitement de la vitamine B1 ne prêtent peut-être pas suffisamment attention à d'autres nutriments. Il pensait que dans de nombreux cas la thiamine pouvait être incompatible, voire inefficace, sans le soutien d'autres cofacteurs lors d'un méga-dosage en thiamine. Le Dr Derrick Lonsdale, connu pour ses recherches sur la thiamine, soutient également cette approche. Les autres nutriments, qu' Elliot Overton nomme comme devenant déficients lors de la prise de fortes doses de thiamine, sont le magnésium, occasionnellement le potassium, ainsi que la riboflavine et les autres vitamines B. Le Dr Costantini inclut également d'autres nutriments dans son protocole mais adopta une approche plus modérée, en donnant à ses patients de petites quantités d'autres vitamines B les jours où ils recevaient leur injection de vitamine B1. Il recommanda également de faibles doses de magnésium (375mg de comprimés à libération prolongée deux fois par semaine) à prendre lorsque la bonne dose de thiamine avait été établie.

## En guise de conclusion

J'aurais aimé pouvoir terminer ce chapitre par un " démarrage rapide " en quatre étapes du protocole de thiamine à forte dose. Cependant, il y a tellement d'éléments à comprendre à chaque étape du protocole que cela n'aurait pas été suffisant et aurait pu entraîner des confusions et des malentendus. Par conséquent, vous devrez lire ce chapitre. Toutefois, à titre de rappel, les brèves instructions suivantes couvrent ce que vous devez faire pour commencer le traitement.

- Choisissez la forme de thiamine que vous souhaitez utiliser et achetez-la.
- Rassemblez le matériel de surveillance - faites des vidéos, remplissez l'UPDRS, commencez à tenir un journal.
- Décidez de la dose à laquelle vous allez commencer.
- Surveillez, surveillez, et surveillez encore.

# 4. Purement anecdotique

Lors de la rédaction de ce livre, j'ai invité des patients atteints de la maladie de Parkinson qui avaient adopté cette thérapie à raconter leur expérience. Ce chapitre présente les récits de ceux qui ont répondu. Ils ne sont pas, bien sûr, une représentation proportionnelle de tous ceux qui prennent de la vitamine B1, que ce soit la forme de thiamine utilisée, les expériences ou les dosages. Je dois également souligner que, par nécessité, beaucoup fonctionnent seuls, sans l'avis ni les conseils d'un professionnel de la santé qui connaît cette thérapie. Les histoires sont non scientifiques. Elles ne représentent pas non plus nécessairement la manière idéale d'aborder la thérapie. Je les ai cependant incluses ici parce que, en tant que société, nous aimons apprendre de nos semblables, et nous pouvons en tirer des informations, du réconfort, des conseils, des idées, de l'inspiration et bien plus encore.

J'ai numéroté les récits pour faciliter leur lecture. L'ordre dans lequel ils apparaissent n'a aucune signification si ce n'est qu'il s'agit de l'ordre dans lequel ils furent reçus et collectés entre octobre 2021 et janvier

2022. Il est étonnant de penser que le Dr Costantini était basé en Italie, mais que même après sa mort, sa thérapie profite à des personnes qui écrivent ici depuis l'Australie, le Danemark, la France, la Nouvelle-Zélande, la Suède, la Suisse, les Philippines, le Royaume-Uni, les Etats-Unis et j'en passe.

La plupart de ces témoignages proviennent de personnes prenant du chlorhydrate de thiamine par voie orale. Ce n'est pas que la thiamine orale a plus de succès que les autres formes de thiamine, mais cela s'explique par le fait que la vitamine B1 orale est devenue la forme la plus populaire à utiliser lorsque les injections n'étaient pas possibles pour beaucoup de gens puisqu'elle est facilement disponible. Par contre, l'histoire que je narre dans le chapitre 1 est celle de mon expérience avec la thiamine sublinguale. Récemment, j'ai publié des messages sur FaceBook et le forum Parkinson sur l'utilisation de la version sublinguale de la thiamine et, par conséquent, de plus en plus de personnes ont commencé à utiliser cette forme (n° 22, n° 25). Il n'y a ici qu'un seul témoignage d'une personne utilisant des injections (n° 13). Il y a également le récit d'une personne dont le mari présentait des symptômes d'overdose instantanés même avec de faibles doses d'HCL oral mais qui a fini par trouver le succès avec de faibles doses de mononitrate B1 oral (n° 27). La durée de la prise de thiamine varie énormément d'une personne à l'autre, l'une d'entre elles ayant pris de la vitamine B1 pendant six ans tandis que d'autres partagent l'excitation de leurs premières améliorations après seulement quelques semaines.

Dans leur récit, les personnes énumèrent une variété de symptômes qui ont été affectés par la prise de vitamine B1. Dans l'annexe 1, à la fin du livre, vous pouvez lire une liste plus complète des améliorations de symptômes envoyée par les utilisateurs de vitamine B1 au forum sur la maladie de Parkinson (https://healthunlocked.com/cure-parkinsons).

Deux éléments ressortent de ces récits; la détermination avec laquelle les gens essaient, échouent et réessayent dans leur tentative de trouver quelque chose qui améliorera leur santé, et la joie et la gratitude dont ils font preuve en décrivant leurs améliorations.

N° 1 Anya, Oregon, USA, témoigne...

*Mes symptômes commencèrent en 2011 avec de la fatigue et une gêne au niveau du pied gauche lorsque je portais des chaussures. Au début de l'année 2012, ma jambe gauche qui traînait entravait mes randonnées, puis peu après je dus faire face à un enroulement douloureux des orteils et une légère contraction de ces derniers touchant à nouveau le pied gauche. J'étais tellement occupée à prendre soin de mes parents à l'époque que j'ignorai mes symptômes jusqu'à ce que je n'aie plus pu fonctionner. Lorsque je fus diagnostiquée en 2015, je dormais la plupart du temps et j'avais besoin d'une canne (ou deux) pour marcher.*

*Je tombai par hasard sur Health Unlocked (forum de Parkinson - www.healthunlocked.com) en 2017 et décidai d'essayer une thérapie à base de thiamine à haute dose. Je constatai une amélioration dès le premier mois. Mon énergie commença à revenir, l'enroulement des orteils diminua et je pus marcher facilement sans canne. Quelques mois plus tard, la traînée des jambes disparut (elle réapparaît lorsque je suis très fatiguée). Bien que j'aie encore des tremblements, ma vie est grandement améliorée grâce à la vitamine B1. J'utilise le traitement depuis près de quatre ans.*

*Ma dose initiale était de 500mg par jour. Tous les 10 jours, j'augmentai de 500mg jusqu'à atteindre 3,5g. Je me sentis bien avec ce dosage pendant environ 18 mois, puis les symptômes s'aggravèrent. Je réduisis alors la dose de vitamine B1 à 1000mg par jour et ajoutai du magnésium pour prévenir les crampes musculaires. Bien que mon besoin en lévodopa n'ait pas diminué, il n'a pas augmenté depuis 3 ans et demi.*

*Je mène une vie active et indépendante. Je suis sûre que, sans la B1, je me serais déjà retrouvée dans un fauteuil roulant.*

N°2 Kia, Royaume-Uni, témoigne...

*Je prends de la vitamine B1 (3g par jour en dose fractionnée) depuis presque 4 ans et 4 mois sans aucun effet secondaire. Presque tous mes symptômes non-moteurs disparurent au cours des premiers mois de prise de la thiamine. Je suis une personne à dominance akinéto-rigide et la vitamine B1 n'a pu résoudre complètement ma dystonie. J'ai dû initier une petite dose de Sinemet et un entraînement de rééducation de la dystonie pour me débarrasser de cette dernière.*

N°3 Rob, Floride, USA, témoigne...

*J'utilise encore et toujours de la vitamine B1. La différence n'est pas énorme mais je pense que le bénéfice que j'en retire réside davantage dans le ralentissement de la progression de la maladie et la prévention des effets secondaires de la lévodopa même si ma progression a toujours été lente et que je n'ai jamais eu d'effets secondaires de toute façon. Je suppose que l'on pourrait dire que je le prends plus pour un entretien préventif. Pour mémoire, je prends 2000mg par jour bien* que cela ait varié de 1000mg à 4000mg pendant que je travaillais avec le Dr Costantini pour trouver la dose optimale. Je prends un mois de repos tous les deux ou trois mois selon les instructions du bon docteur.

N°4 Jay, USA, témoigne...

Je prends de la thiamine à haute dose depuis mars 2018 sans interruption. Dès la première ou la deuxième semaine, je remarquai que mon péristaltisme intestinal était revenu à la normale après avoir été apathique et constipé pendant un certain temps. Entre le troisième et le quatrième mois, je constatai une amélioration notable de mes tremblements et de mes troubles moteurs. Ces améliorations se sont maintenues jusqu'à aujourd'hui.

Après avoir commencé à prendre des doses plus élevées, je décidai de prendre 500mg deux fois par jour. Il y a quelque temps, j'ai réduit cette dose à 500mg une fois par jour.

N°5 Roger, Royaume-Uni, témoigne...

Ayant consulté un neurologue pour des épisodes de « freezing », des tremblements et d'importants mouvements des jambes au repos (on m'avait auparavant diagnostiqué une neuropathie périphérique), on me signifia que je n'avais pas la maladie de Parkinson mais un trouble neurologique du mouvement, on ne me proposa alors aucun traitement. Comme les symptômes s'aggravaient et que je voyais qu'ils allaient changer ma vie, je décidai de mener moi-même ma propre enquête. Je tombai alors sur le Dr Costantini et ses disciples, via health unlocked, qui recommandaient la vitamine B1 à haute dose. J'étais très *sceptique, mais après avoir constaté qu'il était peu probable qu'il soit dangereux de prendre une dose élevée, je pensai que je devais essayer. J'achetai de la vitamine B1 Solgar sur Amazon et je commençai à en prendre 4g par jour. Avant de prendre de la vitamine B1, mes symptômes ne me laissaient aucun répit, mais en l'espace de deux semaines, les épisodes de « freezing » cessèrent alors que les tremblements et les secousses diminuèrent considérablement pour n'être plus qu'un problème léger. Je ne croyais toujours pas que la prise d'une vitamine pouvait avoir un effet aussi important et je décidai donc d'arrêter de prendre la vitamine. Après quelques jours, les symptômes revinrent progressivement, je décidai alors de prendre la dose élevée quotidiennement pendant 14 mois. Au cours de cette période, je n'eus que de très légers tremblements et mouvements involontaires. Cependant, les symptômes commencèrent à s'aggraver au bout de 14 mois et, après m'être référé au groupe Costantini, j'ai réduit progressivement la dose jusqu'au point où je ne prends pratiquement plus de vitamine bien que mes symptômes réapparaissent légèrement par moments. Je ne sais pas trop ce que je vais faire maintenant, mais cela fait deux ans que je n'ai presque plus de symptômes et en ce qui me concerne, c'est un remède miracle. Je ne peux pas croire que cela fonctionne pour tout le monde, mais cela vaut la peine d'essayer.*

N°6 Carol, Nebraska, USA, témoigne...

*Je commençai la vitamine B1 en janvier 2019. Je correspondis avec le Dr Costantini avant qu'il ne tombât malade. Il commença par me donner 1000 mg. J'avais une anxiété et une agitation sévères. Il me dit de passer à 500mg. Même réaction. Il tomba ensuite malade et ne put plus répondre. Je descendis à 100mg et je suis restée à cette dose depuis. J'essayai plusieurs fois 200mg, mais je suis toujours revenue à 100mg. Mon odorat est revenu, mon équilibre s'est amélioré et mon écriture est à nouveau normale.*

N°7 John, USA, témoigne ...

*Je commençai la thérapie en mars 2018 après avoir été diagnostiqué un an auparavant. Je n'y croyais pas, mais en désespoir de cause, je tentai le coup. Cela a résolu tous mes problèmes non-moteurs. Je ressentis déjà des améliorations après un mois, mais après trois mois, elles étaient très significatives. Je commençai avec 2g par jour, 1g à 8h et 1g à 14h. Une fois, j'essayai 4g, mais ma tension artérielle devenait folle (Je n'avais jamais eu de problèmes de tension artérielle auparavant).*

*Actuellement, j'en suis à 1g par jour depuis environ 2 ans, pris après le petit-déjeuner. J'utilise des comprimés Solgar et je les mâche avec du chocolat. J'ai également essayé les capsules Vitacost, mais je n'aime pas les avaler.*

*Je travaille toujours grâce à la thérapie B1. J'avais été sur le point d'abandonner en 2018.*

N°8 Lyn, Royaume-Uni, témoigne...

*Ma maman est sous vitamine B1 depuis 10 semaines et hier, quelle différence ! Elle se leva du milieu du canapé et du premier coup. Elle semblait pleine d'énergie, et nous confia qu'elle s'était sentie vraiment bien le jour précédent et marchait beaucoup plus facilement. Elle prend 2 fois 500mg par jour.*

## N°9 Deb, New Hampshire, USA, témoigne...

*Je m'appelle Deb et je suis une personne atteinte de la maladie de Parkinson, diagnostiquée en 2015 à l'âge de 57 ans. Mes symptômes commencèrent par des orteils en marteau qui provoquèrent tellement de dommages que je dus subir plusieurs interventions chirurgicales avant de finalement me faire insérer des vis dans 3 orteils. La maladie de Parkinson progressa rapidement et, après quelques années, je ne pouvais plus marcher ni me tenir debout sans soutien, je ne pouvais plus conduire, je pouvais à peine m'habiller et le simple fait de prendre une douche m'épuisait. Tous les types de médicaments contre la maladie de Parkinson provoquaient de graves effets secondaires, y compris le Sinemet. Lors de mon dernier rendez-vous avec un spécialiste des troubles du mouvement en décembre 2018, on me dit que ma seule option était la chirurgie cérébrale DBS. Il fut alors prévu de commencer le processus d'approbation.*

*Paniquée, j'intensifiai mes recherches en ligne pour trouver d'autres options, je découvris alors par hasard un groupe FaceBook (Parkinson's Disease Fighters United) qui discutait d'un traitement à base de thiamine à haute dose et dont les membres rapportaient une réduction importante de leurs symptômes de la maladie de Parkinson. De plus, le traitement était peu coûteux, à faible risque et ne nécessitait pas de rendez-vous chez le médecin ! C'était une évidence, il me fallait rapidement passer une commande en ligne de thiamine (B1).*

*Je commençai tout de suite à 2000mg/jour et en 3 jours mon équilibre sembla s'améliorer. En une semaine, je n'avais plus besoin de déambulateur. J'avais plus d'énergie et de plus en plus confiance en mes capacités chaque jour. Au bout de trois semaines, je conduisais à nouveau et j'étais de retour aux cours de yoga. Je retrouvai ma vie ! Je ne suis pas "guérie" de la maladie de Parkinson, mais ma qualité de vie s'est considérablement améliorée. Cette thérapie n'est peut-être pas un remède, mais elle rend la vie avec la maladie beaucoup plus facile. Et choisir les vitamines plutôt que la chirurgie du cerveau fut l'une des meilleures décisions que j'ai prise.*

*J'initiai ma prise de vitamine B1 au début de 2019. J'essayai différentes doses allant jusqu'à 3000mg/jour (cela me rendait trop nerveuse) et pendant environ 6 mois, je ne pris que 1000 mg/jour. Plus récemment, je suis revenue à 2000 mg/jour, ce qui semble être le meilleur pour moi.*

*Je fis une pause de 30 jours après 18 mois, juste pour voir comment je fonctionnerais sans vitamine B1. Je me sentis bien pendant environ 3 semaines, puis les symptômes de la maladie de Parkinson commencèrent à réapparaître : des pas peu rassurés, un équilibre instable et un léger tremblement. Au bout de 4 semaines, mes symptômes de la maladie de Parkinson s'aggravèrent, je repris donc 2000mg/jour, ce qui me permit d'être à nouveau en forme en quelques jours.*

N°10 Maria, Philippines, témoigne...

*Je prends 2g de vitamine B1 chaque jour. Cela a vraiment changé ma vie. Je ne souffre plus de douleurs, de problèmes d'équilibre, de constipation et je n'ai plus de « brouillard cérébral » ou le « masque Parkinson ». Mon écriture s'est améliorée. Je peux maintenant me retourner dans mon lit, me brosser les dents et quelques autres symptômes ont disparu ou se sont améliorés. C'est merveilleux, car je peux même fonctionner pendant mes périodes « off ».*

N°11 Barbara, USA, témoigne...

*Je fus diagnostiquée en juin 2021. En y repensant, je souffre de cette maladie depuis environ 12 ans. Il y a 12 ans, on me remplaça mes* deux genoux. Puis cette même année, je subis une chirurgie de révision sur mes deux genoux. De plus, je fis une chute qui nécessita une réparation du quadriceps un peu plus tard dans la même année. Je pense que je mettais toute ma raideur sur le compte de mes problèmes de genoux qui, en fait, étaient probablement dus à la maladie de Parkinson. J'eus également des problèmes de perte de voix et cette dernière devenait très rauque. Je perdis aussi mon odorat il y a environ 12 ans.

J'initiai le régime par la thiamine il y a environ trois semaines et je ressentis immédiatement un résultat positif. J'avais souffert de dépression au cours de ma vie d'adulte, traitée avec des antidépresseurs mais je pus constater que je me sentais immédiatement plus légère et moins apathique dès le lendemain matin après la prise. En effet, les raideurs ont beaucoup diminué, et j'oublie parfois que je suis atteinte de la maladie de Parkinson.

Je commençai par prendre 500mg et j'augmentai la dose de 500mg tous les deux jours jusqu'à ce que j'atteignisse 3500mg. À ce moment-là, je ressentis une douleur et une raideur accrue, je diminuai alors à 3000mg par jour. Je pense que c'est plus rapide que la plupart des gens qui semblent augmenter leur dose mais pour l'instant cette dose semble me convenir.

N°12 Carla, USA, témoigne...

Je suis une infirmière en soins intensifs à la retraite. Je suis probablement la personne la plus sceptique à l'égard d'une telle thérapie inattendue. Mais, pour moi, la B1 fut une bénédiction. Je fus diagnostiquée en 2016 mais j'étais symptomatique depuis au moins cinq ans. En tant qu'infirmière de métier, j'ignorais les symptômes, ne voulant pas croire que c'était la maladie de Parkinson alors que je savais au fond de moi que c'était probablement le cas. Suite à la prise *de vitamine B1, ma mobilité s'est grandement améliorée et des activités telles que me brosser les dents, prendre une douche, cuisiner, conduire, etc. sont devenues possibles. Je peux utiliser maintenant mes deux bras et mes deux mains pour me laver les cheveux, ce qui est considérable. Avant le début du traitement à la thiamine à haute dose, mon bras et ma main droits étaient presque non-opérationnels, étant à dominance tremblement du côté gauche. Je ne traîne plus mon pied droit comme avant, j'ai plus d'énergie. Je vous l'accorde, je ne suis pas à 100% mais je suis définitivement bien mieux et je prends dorénavant la vie chaque jour avec un énorme sourire sur le visage. Je peux passer la journée avec ma petite-fille à lire et à jouer à des jeux, sans dire "grand-mère tremble" ou "grand-mère ne peut pas faire ceci ou cela à cause de la maladie de Parkinson". Je suis enthousiasmée au-delà de toute espérance par mes résultats personnels. Et je serai à jamais reconnaissante au gentil médecin, qui a partagé tout cela, de ces merveilleux résultats.*

N°13 Giorgio, Italie, témoigne...

*En 2009, j'eus mon premier épisode de tremblement dans le bras gauche à la suite d'une mauvaise nouvelle même si des épisodes mineurs étaient déjà survenus auparavant. Au fil des années, la situation continua à s'aggraver. Puis vers 2013/2014, le tremblement de mon bras était continuel, j'étais toujours fatigué, j'avais du mal à travailler, j'avais des douleurs au cou, un peu de sciatique, des muscles raides et des expressions faciales rigides. Cependant, en raison de symptômes non-moteurs tels que constipation, de fréquents vomissements, des vertiges et des brûlures de l'œsophage, dues à une hernie hiatale, je ne l'avais pas attribué à la maladie de Parkinson. Ce n'est donc qu'en 2014 que je consultai un neurologue.*

*Mon premier neurologue me fit passer trois examens: une IRM céré-brale, des analyses de sang et un Dat-scan. Mon Dat-scan ne ressem-blait en rien à celui d'une personne en bonne santé. C'est alors que je découvris par hasard les vidéos du docteur Costantini sur le Web et que j'appris qu'il utilisait de fortes doses de thiamine. Je les apportai à mon médecin de famille, lequel est un homme intelligent. Il regarda les vidéos et comprit rapidement ce qu'elles signifiaient. Il me dit : "À votre place, avec la maladie de Parkinson, j'essaierais tout de suite quelque chose comme ça pour voir si ça marche et fait ce que cela promet car il n'y a pas d'effets secondaires majeurs, mais ensuite allez voir ce neurologue et suivez ce qu'il dit." Il me remit 6 injections de 100mg de thiamine hcl et me dit d'en administrer une deux fois par semaine avec la précaution de faire attention aux éruptions cutanées ou aux réactions allergiques. J'avais déjà pris de la thiamine par voie orale pendant quelques jours avant de voir le médecin mais après la première injection, la raideur musculaire commença à fondre et encore plus après la deuxième. Avec les injections, les gains les plus notables se situent dans les premières semaines, car alors que votre énergie revient, vous bougez plus, vous êtes plus joyeux et une dyna-mique s'enclenche où une amélioration physique entraîne une amélio-ration de l'humeur.*

*Suivant les conseils de mon médecin de famille, j'appelai le numéro du Dr Costantini. À ma grande surprise, il me répondit en personne et me dit de prendre rendez-vous à son cabinet, ce que je fis rapidement. Environ un mois plus tard, j'eus une consultation avec lui au cours de laquelle je passai un test UPDRS complet et il réalisa une courte vidéo qui permit de documenter les progrès réalisés au cours du temps.*

*C'était en septembre 2015 et depuis lors, depuis sept ans, je reçois deux ou trois injections intramusculaires de 100 mg de thiamine HCL presque chaque semaine sans aucun effet secondaire si ce n'est qu'il m'arrive d'avoir un peu de difficulté et d'agitation le soir, ce qui est rapidement résolu en manquant quelques injections. La dose fixe n'a aucun sens avec la B1. Parfois, je fais une pause d'une semaine, parfois je ressens le besoin d'en prendre trois par semaine. C'est quelque chose que l'on apprend en l'utilisant. Je me règle sur ces trois symptômes : la fatigue, l'agitation et le peu de sommeil. La dose de base reste 100mg deux fois par semaine.*

*Le Dr Costantini ajouta la lévodopa à mon traitement à base de thiamine hcl, expliquant que la lévodopa est complémentaire et nécessaire pour aider la production réduite de dopamine dans les cellules cérébrales restantes qui ont survécu à la maladie. Les cellules cérébrales survivantes sont en partie saines, en partie mourantes, et certaines se rapprochent de la mort de façon graduelle. La thiamine aide ces deux dernières catégories à un niveau énergétique, ce qui explique les améliorations, mais ce n'est pas un remède. Ce n'est qu'une manière de vulgariser ce qu'il me dit et pour m'expliquer davantage, il fit quelques croquis.*

*Sept ans plus tard, je suis un peu plus raide la nuit bien que j'aie ajouté quelques points à mon score UPDRS mais dès que j'arrête la thiamine, je ressens immédiatement la différence de force musculaire et la lévodopa est moins fonctionnelle; il est donc clair que je ne peux pas me passer de vitamine B1.*

*Je vis le Dr Costantini 4 fois en 2 ans et demi. C'était un excellent professionnel et il connaissait très bien les malades, à tel point qu'il comprenait immédiatement votre état. Il vous traitait comme une personne à aider, et non comme un corps à traiter. Le Dr Costantini était très positif et, ayant trouvé cette thérapie, il voulait l'utiliser et la faire connaître le plus possible. Quand un patient revenait et allait mieux, comme moi, il était très heureux. Je pense que sa motivation fondamentale était le sens du devoir et de l'aide. Je suis toujours ressorti de chaque visite avec lui avec beaucoup d'espoir et d'enthousiasme, assuré que mon état ne s'aggraverait pas et c'est ce qu'il advint, enfin presque. Je remercie de tout cœur le Dr Antonio Costantini et son équipe.*

## N° 1 4 Larry, USA, témoigne...

*Je trouvai que le Dr Costantini était un mentor attentif et merveilleux à travers mon expérience avec la vitamine B1. Il me répondait toujours par courriel dans les 4 à 6 heures depuis l'Italie. Environ 4 à 5 semaines furent nécessaires pour que la thérapie B1 fasse effet. Lorsque ce fut le cas, mes enfants me demandèrent si j'étais guéri de ma maladie de Parkinson. C'était il y a 4 ou 5 ans, je crois. Comme je n'ai pas pu obtenir ma réserve en B1 récemment, le tremblement de ma main droite est réapparu. Lorsque la chaîne d'approvisionnement de Vitacost sera réparée, je devrais retrouver mon statut antérieur. Je ne peux tolérer que les capsules.*

## N° 1 5 Robert, France, témoigne...

*Ma maladie de Parkinson est un peu « bizarre ». C'est comme si tous les symptômes étaient apparus en même temps après plusieurs opérations de la vessie. Les médecins nient qu'il y ait un lien, mais j'ai des doutes. Quoi qu'il en soit, j'eus à peu près tous les symptômes auxquels on pouvait penser : posture inadéquate, muscles douloureux, démarche traînante, visage de pierre, isolement dans mon petit monde, mains qui tremblent, difficulté à parler, etc...*

*Je découvris alors la thérapie par la vitamine B1 et j'en prends 3 grammes par jour depuis deux ans. Quel changement ! Je sais évidemment que j'ai la maladie de Parkinson mais l'amélioration est énorme.*

*Mon neurologue français ne croit pas que cela puisse faire une différence même si mes tests ne montrent aucune dégradation depuis deux ans.*

*Je me déplaçai aussi il y a quelque temps en Italie pour rencontrer l'un des membres de l'équipe qui mit au point le protocole B1 et je prévois maintenant d'y aller une fois par an.*

*Mon élocution n'est pas parfaite (tout dépend des moments) mais si la situation reste constante, je vais bien.*

N°16 Alayne, France, témoigne...

*On me diagnostiqua la maladie de Parkinson à 54 ans le 30 novembre 2015 sans aucun avertissement. Je n'avais aucun symptôme à proprement parler. J'avais une thyroïde peu active, j'avais donc pris du poids, j'étais un peu raide et je ralentissais. (Classique de la maladie de Parkinson, semble-t-il). Je travaillais dans le secteur des soins et j'avais des patients atteints de la maladie de Parkinson, j'en avais donc une idée, mais mes patients avaient tous plus de 70 ans et il était parfois difficile de dire si leur lenteur était due à la maladie de Parkinson ou à l'âge avancé.*

*Je décidai de changer quelque chose dans ma vie et son rythme effréné. Il était évident que je devais m'éloigner de mon travail, car j'étais plus malade que beaucoup de mes patients qui étaient simplement âgés et avaient besoin d'aide pour les tâches quotidiennes. En septembre 2016, je quittai Londres où je vivais avec mes trois fils et j'achetai une maison dans la campagne française avec une maison de vacances pour assurer mes revenus, laissant mes fils derrière moi et vivant seule pour la première fois de ma vie ! Le changement de rythme devait me convenir. Au cours des 6 mois qui précédèrent mon arrivée, je perdis près de 30 kilos et je recommençai à courir. La vie rurale est très physique; j'ai deux chiens, je marche deux fois par jour, qu'il pleuve ou qu'il vente, j'ai un grand jardin qu'il faut entretenir, je cultive mes propres fruits et légumes, je coupe des bûches en hiver pour mes poêles à bois. En été, j'ai une piscine qu'il faut nettoyer et je nage aussi.*

*On me prescrivit des médicaments contre la maladie de Parkinson cinq minutes après le diagnostic, mais je décidai d'attendre d'en avoir besoin. Je commençai à prendre de l'Azilect en avril 2016 car il semblait que ce médicament protégeait le cerveau. D'ici à mai 2018, j'avais lu la plupart des travaux du Dr Costantini sur la thiamine et vu certaines de ses vidéos. Celles-ci me firent pleurer. Voir les améliorations obtenues par les patients était tout à fait remarquable.*

*Je réalisai des vidéos de moi-même en train de marcher et de parler dans le cadre de mes recherches sur la vitamine B1 pour voir si cela pouvait m'aider. Je répertoriai mes maux/douleurs/difficultés dans les moindres détails afin de pouvoir m'y référer en cas de besoin et je mettais régulièrement à jour mon journal intime - qui s'est avéré utile à cet égard - afin de pouvoir juger de mes améliorations. J'échangeai des courriels avec le Dr Costantini et il m'aida à déterminer mes doses, etc. Je commençai par 500mg deux fois par jour avec l'intention de passer à 1500mg deux fois par jour - c'était la dose que le docteur avait prescrite à d'autres patients.*

*Je constatai des améliorations presque immédiatement, ce qui était fabuleux. Le Dr Costantini me dit même que j'avais perdu mon visage impassible lorsque je lui envoyai de nouvelles vidéos. Et c'était le cas, j'avais l'air plus jeune, ce qui me remonta énormément le moral. Mais il y avait des hauts et des bas. Je n'arrivais pas à trouver la bonne dose. J'arrêtais pendant quelques jours ou une semaine pour me "désintoxiquer". Lorsque je recommençais, je sentais mon corps se détendre et se déverrouiller, ce qui est tout simplement incroyable après avoir été si rigide tout le temps, puis lentement mes genoux devenaient "flexibles" et ne se bloquaient pas. J'avais aussi d'incroyables sueurs et une sensation de "manque de carburant".*

*Je décidai alors de faire une cure de désintoxication plus longue et de revenir à une dose beaucoup plus faible et d'augmenter plus lentement, je réalisai que ma dose allait être bien inférieure à 500 mg une fois par jour. Cela me prit plus d'un an mais je savais, grâce aux mauvaises réactions, que je réagissais et qu'il suffisait d'ajuster la dose.*

*Je prends 1000mg par semaine depuis plus de deux ans maintenant répartis sur 5 jours, soit 200mg du lundi au vendredi, à l'exception des samedis et dimanches donc. Je trouve les jours de repos tout aussi importants, sinon je finis par devoir me désintoxiquer à nouveau. J'ai une sensation de "flottement" à l'intérieur si je fais une surdose et mon doigt à ressaut revient si je suis en sous-dose. C'est un réglage très fin.*

*Je dirais que je suis en meilleure forme aujourd'hui que je ne l'ai été pendant de nombreuses années, y compris avant le diagnostic. Avec la prise de poids, j'étais incapable de courir et ma souplesse était réduite. Maintenant, je prends des cours de yoga et je suis capable de détendre mon corps grâce au yoga et à la respiration consciente, je cours 2 à 3 fois par semaine et j'ai réappris à nager. Lorsque j'arrivai ici, mon bras droit était devenu si faible que je ne pouvais pas le passer au-dessus de ma tête pour nager le crawl. Je n'ai pas fait de chute depuis près de deux ans (je ne me souviens pas de ma dernière chute). Je peux à nouveau écrire, certes pas très bien mais beaucoup mieux. Mon bras droit fonctionne et participe aux tâches (ce qui est formidable car mon bras gauche n'est pas coordonné). Je peux aussi danser autour de ma cuisine. Je me sens plus forte dans mon corps.*

*Je suis lente, mais c'est peut-être aussi parce que je suis prudente. Je trouve que si j'essaie de faire plusieurs choses à la fois, ça peut mal tourner, alors j'ai tendance à être précise et par conséquent lente. Je me sers d'une canne pour faire les courses mais c'est surtout parce que les gens me doublent et que je peux perdre l'équilibre si je m'arrête trop vite, la canne me permet alors de m'arrêter sans hésiter. J'ai ajouté le Madopar à libération lente à mon régime en juin 2019 selon les instructions du Dr Costantini et je suis resté à deux comprimés par jour - mon neurologue voulait que j'en prenne 3 par jour et j'essayai mais c'était trop car cela interférait avec mon sommeil et faisait revenir les sueurs, les nausées et l'épuisement. Je pus supprimer le troi-*

*sième comprimé sans problème. Ma prescription se trouve être la même depuis deux ans et demi maintenant, le Dr Costantini pensait en effet que la vitamine B1 aide à garder les médicaments à un niveau bas et à arrêter la dyskinésie; je prie pour que ce soit le cas.*

N°17 Peggy, Arizona, USA, témoigne...

*J'ai la maladie de Parkinson depuis trois ans. Je commençai par prendre de la Levodopa, mais comme je n'aimais pas ce que je ressentais dans mon corps, j'arrêtai de la prendre. Je décidai de faire des recherches sur les remèdes alternatifs et je tombai par hasard sur la page Web du Dr Costantini. J'aimai ce que je lis et je décidai d'essayer la thérapie B1. Je débutai par une gélule de 500mg par jour, puis je passai à deux gélules de 500mg par jour, une le matin et une l'après-midi. Le plus grand avantage que je ressens est l'élimination de la fatigue chronique. Récemment, en raison de la progression de mes symptômes de fatigue, j'ai augmenté mon dosage à 2000mg par jour - deux capsules le matin et deux capsules l'après-midi - et ma fatigue a de nouveau disparu. La marque que je prends est Vitacost B1 HCL en capsules de 500mg.*

N°18 Roy, USA, témoigne...

*Je fus diagnostiqué en 2012. Il y a quatre ans, je commençai à prendre 4g de vitamine B1 par jour. Les améliorations positives depuis lors : je n'ai pas de bradykinésie (lenteur de mouvement), je peux couper mes aliments avec un couteau, je n'ai pas de difficultés à boutonner des chemises, je peux maintenant me brosser les dents sans avoir besoin d'une brosse à dents électrique, j'ai plus de force, il m'est plus facile de me mettre au lit, d'en sortir et de me retourner et je n'ai plus de consti-*

pation. La progression de la maladie de Parkinson s'est arrêtée et la vitamine B1 a supprimé la plupart des symptômes moteurs et non-moteurs. J'entame maintenant ma 9ème année post-diagnostic et je ne suis pas tombé une seule fois depuis le commencement de la thérapie B1, à la surprise de mon neurologue.


N°19 MJ, Nouvelle-Zélande, témoigne...


On me diagnostiqua la maladie de Parkinson en juillet 2020. Mes symptômes étaient et sont toujours assez légers. Mes principaux symptômes sont un tremblement visible de la jambe gauche, une démarche figée, une raideur dans les doigts de la main gauche, de la fatigue, mon bras gauche ne se balance pas et j'ai des pertes de mémoire.

Je commençai à prendre de la vitamine B1 en décembre 2020 à 30mg pendant une semaine puis j'augmentai à 500mg pendant un mois, puis 1500mg pendant 4 mois, 2g pendant un mois puis 2,5g car je commençai à avoir une dystonie dans mon pied gauche et mes orteils se recroquevillaient. Le tremblement de ma jambe gauche est légèrement plus fréquent depuis le diagnostic reçu, ce qui pourrait être dû au fait que ma dose de vitamine B1 soit trop élevée. Les pertes de mémoire et les niveaux d'énergie se sont considérablement améliorés. Comme la dystonie ne s'améliorait pas à 2,5 g, j'arrêtai pendant une semaine et repris à 1,5g tout en commençant à prendre du Magtein (thréonate de magnésium). La dystonie alors s'estompa.

Je suis à 1,5 g depuis trois mois. Cela semble être une bonne dose pour moi. Les améliorations que j'ai constatées concernent les niveaux d'énergie et la perte de mémoire. Je n'ai plus non plus de dystonie constante. Ma démarche se fige encore par moments mais de façon bien moins fréquente.

N°20 Fabrice, Canada, témoigne...

*On diagnostiqua la maladie de Parkinson à ma mère il y a un an et demi. Les premiers symptômes étaient une lenteur, des tremblements du côté gauche, un engourdissement de la jambe gauche, une dépression, des problèmes de mémoire, et j'en passe. Nous essayâmes d'abord le Mucuna, mais elle ne pouvait pas le digérer (elle souffre d'une gastrite sévère liée à une déficience auto-immune en B12). Ses symptômes s'aggravèrent au cours des six premiers mois, et seul l'exercice physique semblait l'aider. On lui prescrivit du Sinemet puis les médecins voulurent ajouter la Carbidopa. Étant donné que mon père avait souffert d'une maladie de Parkinson sévère (il est décédé au début de l'année), elle savait qu'elle voulait limiter/supprimer les médicaments si elle le pouvait, par conséquent augmenter le Sinemet et prendre du Carbidopa n'était pas ce qu'elle désirait.*

*La vitamine B1 HCL changea la donne pour elle. Nous commençâmes à 250mg et augmentâmes (l'idée était de doubler tous les 3 à 4 jours) et chaque fois nous examinâmes les symptômes. Elle en est maintenant à 1,75-2,25g par jour bien que nous ayons commencé à remarquer un effet bénéfique autour de 1,5g. La vitamine B1 lui a redonné de l'énergie et a permis de traiter un certain nombre de ses symptômes.*

N°21 Padgett, Texas, USA, témoigne...

*On me diagnostiqua la maladie à l'âge de 37 ans. J'en ai 43 maintenant. Il fallut quatre neurologues pour comprendre ce qui n'allait pas chez moi. Ils durent faire des tests génétiques parce que mes IRM semblaient toujours normales. Je prends 1 pastille et demi de Levodopa 3 fois par jour.*

*Je commençai la vitamine B1 à 500mg pendant un mois et je pus constater une légère différence avec ma main qui ne cessait de tourner. Lorsque j'augmentai ma dose à 1000mg, ma main ne tournait plus autant et mon pied cessait de s'agripper au sol. Mon médecin voulut me prescrire d'autres médicaments, mais je refusai. Je prends maintenant 1500mg par jour et je me sens bien. Ma mère avait aussi des tremblements sévères, raison pour laquelle je commençai à lui donner 500mg de vitamine B1 par jour pendant un mois. Finalement, j'augmentai sa dose de thiamine à 1000mg et miracle elle ne tremble plus.*

N°22 Joyce, Texas, USA, témoigne...

*Je fus diagnostiquée le 13/09/2021. Symptômes de mouvements lents, « freezing », tremblements sur la jambe gauche, dépression, anxiété. J'étais devenue une épave d'un point de vue émotionnel avant de commencer la thérapie à haute dose par la thiamine. J'essayai d'abord la vitamine B1 par voie orale mais mon estomac ne peut pas la tolérer. Heureusement, je trouvai le message de Daphné sur la forme sublinguale. Actuellement, je prends 100mg sous forme sublinguale deux fois par jour. Cela m'aide à garder l'anxiété et la dépression à distance et me donne de l'énergie et de la force. Cela garde également mon cerveau vif et solutionne mes pertes de mémoire.*

N°23 Wanda, Kentucky, USA, témoigne...

*Je fus diagnostiquée il y a 3 ans et demi et je ne prends que de la vitamine B1. Je passai les différents tests (le « pousser/tirer », le test cognitif de vérification de la mémoire, etc...) il y a environ 6 mois et j'obtins de bons résultats. Je n'ai que de légers tremblements sur le côté gauche et je prends 500mg de vitamine B1 depuis environ un an. La vitamine B1 me permet d'éviter de prendre des médicaments sur ordonnance.*


N°24 Keri, Wisconsin, USA, témoigne...


*Mon mari, qui a la maladie de Parkinson, vient de commencer à prendre 500mg de vitamine B1 au petit déjeuner. Il reçut son diagnostic de maladie de Parkinson il y a cinq ans. Jusqu'ici tout va bien avec la thiamine ! Ses tremblements ont été réduits, sa voix est devenue plus forte, il a plus d'énergie, bouge plus vite et n'a plus de constipation.*


N°25 Ikka, Suède, témoigne...


*Je suis un homme de 66 ans de Stockholm en Suède. Je fus diagnostiqué il y a huit ans. Je prends actuellement 600mg de Madopar, 200mg de Mucuna et 1mg de Rasagiline. J'espère pouvoir réduire cette posologie. Je n'ai pas de tremblement mais j'ai une dyskinésie et je me demande si ce n'est pas à cause d'une trop grande quantité de médicaments à base de lévodopa. J'utilise la thiamine hcl depuis environ deux ans avec une posologie comprise entre 1 et 2g par jour. Une dose plus forte semble me rendre nerveux et mal à l'aise. Il est difficile de dire exactement quel soulagement des symptômes cela m'apporta. Quoi qu'il en soit, j'utilisai de la thiamine pendant environ deux ans en essayant d'établir le meilleur dosage pour moi, mais en n'étant pas vraiment satisfait des résultats. Puis je lus les informations de Daphné sur la vitamine B1 sublinguale qui me convainquit de l'acheter. Je prends maintenant un comprimé de 100mg depuis trois jours. Je suis surpris de dire cela, mais je peux déjà ressentir plus d'effet positif que ce que j'ai eu en l'espace de deux ans. Et je ne pense pas que ce soit de l'imagination ou un quelconque effet placebo non plus. J'ai beaucoup plus d'énergie maintenant et je me sens beaucoup plus normal dans mon corps. J'ai l'impression que « tous les systèmes fonctionnent ». Les prochaines semaines seront très intéressantes.*


N°26 Rick, Danemark, témoigne...


*Je reçus mon diagnostic en 2012 et depuis je prends 3 médicaments à base de lévodopa par jour. Je prends de la thiamine B1 hcl depuis Pâques l'année dernière, augmentant lentement la dose de 500mg à ma dose actuelle de 3g par jour. Les résultats ont été variables, mais mon neurologue pense que mes mouvements ont été grandement améliorés bien que le tremblement soit plus difficile à combattre.*


N°27 Gail témoigne...


*Jay fut diagnostiqué le 29/12/20 à l'âge de 69 ans (moins d'un mois avant son 70e anniversaire). Il pesait environ 80 kg.*

*Je dois vous prier d'excuser mes notes des premiers mois car elles ne sont pas très claires. Voici ma première entrée : 15/02/2021. Il commença à prendre une dose élevée de thiamine B1, 1000mg au petit déjeuner et 500mg au déjeuner. Il avait une anxiété fortement accentuée et des tremblements à la jambe gauche et au pied.*

*Nous arrêtâmes la prise de vitamine B1 pendant quelques semaines et nous recommençâmes à une dose plus faible. Je suis désolée mais c'est là que les choses se compliquent. Je sais que nous essayâmes des doses plus faibles d'HCL en diminuant à 500mg deux fois par jour et moins mais malheureusement je ne peux être plus précise, car je n'ai pas conservé de très bonnes statistiques.*

*Jay faisait en principe une pause de 5 jours à 2 semaines avant de recommencer à une dose plus faible.*

*Au mois de mars, nous mîmes Jay sous thiamine B1 mononitrate et nous obtînmes de très bons résultats. Cependant, le 14 avril 2021, je cessai de lui donner du mononitrate de thiamine parce que ce n'était pas le meilleur type de thiamine à utiliser et que je ne voulais pas faire d'erreur.*

*Le 17 avril 2021, Jay commença à prendre de la thiamine B1 de la marque Now Brand avec seulement 25mg au petit-déjeuner et au déjeuner. Nous arrêtâmes ce traitement, car même à cette faible dose, son anxiété et ses tremblements augmentaient considérablement.*

*Le 5 mai 2021, Jay décida de prendre de la thiamine B1 de BariMelts à raison de 12,5mg deux fois par jour.*

*Le 8 mai, nous prîmes la décision que Jay prendrait les deux comprimés (25mg au total) 5 jours par semaine et un comprimé (12,5mg) 2 jours par semaine. Cela ne fonctionna pas, car cela provoquait trop d'anxiété et des tremblements. Pendant la majeure partie du reste du mois, nous fîmes des allers-retours avec la vitamine B1 pour essayer de trouver le bon dosage et la bonne fréquence, ce qui aboutit à un programme de 12,5mg le lundi, mercredi et vendredi, et 25mg le mardi et le jeudi avec une pause durant le week-end. Nous continuâmes ainsi pendant tout le mois de juin. À un moment donné, nous essayâmes la thiamine B1 sublinguale mais elle se révéla trop forte pour lui.*

*Le 13 juillet 2021, Jay recommençait à prendre 25mg de mononitrate de thiamine B1 deux fois par jour. Selon mes notes du 14 juillet "nous avons beaucoup ri pendant notre promenade et au petit déjeuner. Il a dit qu'il se sentait vraiment bien lors de nos promenades matinales."*

*C'est donc en juillet que nous trouvions enfin la forme adéquate de vitamine B1 et le bon dosage pour lui.*

*Il y eut des avis contradictoires concernant le mononitrate de thiamine. Ce n'est pas le type exact de vitamine B1 que le Dr Costantini faisait prendre à ses patients, mais y a-t-il vraiment une raison de ne pas l'utiliser ? Je ne saurais répondre. J'en "parlai" avec des personnes bien informées sur le forum Healthunlocked qui m'aidèrent à comprendre tout cela. Il semblerait que pour certaines personnes le mononitrate de thiamine B1 soit soluble dans l'eau alors que pour d'autres il ne l'est pas. J'ai lu également qu'il ne fallait pas dépasser une certaine quantité. Tout ce que je sais, c'est que cette forme de vitamine B1 fonctionne pour Jay et s'il y a une quantité à ne pas dépasser, alors il doit être en dessous de cette dernière.*

*Notre posologie actuelle de mononitrate de thiamine est de 25mg au petit-déjeuner et au déjeuner six jours par semaine. De temps en temps, il renonce à une dose si nous avons une journée chargée. La quantité de 25mg est approximative puisque je dois couper chaque pilule en quatre, mais cela marche !!!*

*En conclusion, je pense que la raison pour laquelle il nous fallut 5 mois pour arriver à la bonne dose correspondait au fait que Jay venait d'être diagnostiqué et qu'il n'est pas très grand.*

*Si vous voulez essayer le mononitrate de thiamine, faites vos propres recherches et assurez-vous qu'il vous convient.*


N°28 Jérôme, Suisse, témoigne...


*Après avoir découvert cette thérapie en naviguant sur Internet, je décidai de l'essayer car mes symptômes de Parkinson s'aggravaient (constipation, difficultés à avaler, traînement des pieds, fatigue...). Je commençai donc en juin 2021 par commander de la thiamine en poudre (Prescribed for Life) aux USA. J'avais vraiment envie d'utiliser ce produit car je n'étais pas satisfait de mon traitement traditionnel*

*(Requip). Ayant acheté de petites quantités, je pus commencer la thérapie. Pendant les deux premières semaines de mon traitement, je prenais 500mg tôt le matin, puis deux semaines plus tard, je prenais 2 doses de 500mg avant le petit-déjeuner et après le déjeuner pendant un mois. Je commençai à remarquer de petits changements, mais rien d'extraordinaire, c'est pourquoi je poursuivis la thérapie. J'augmentai donc la dose à 1500mg au total, à nouveau pendant un mois, puis à 2000mg par jour, toujours en deux doses et pendant 4 semaines. À ce stade, je ne me sentais pas bien et je ne savais pas quoi faire. Après avoir réfléchi, j'arrêtai pendant une semaine et repris à 1000mg. J'avais simplement réduit de moitié la dose précédente. C'est à la fin du mois d'octobre que je me sentis soudainement rajeuni puisque je pouvais à nouveau bouger normalement sans lenteur, je pouvais à nouveau avaler normalement, je pouvais bouger les doigts de ma main gauche et mon équilibre était bien meilleur. J'étais tellement heureux. Puis, quelques semaines plus tard, je décidai d'essayer la vitamine B1 sublinguale parce que j'avais besoin d'un changement; je commençai en novembre et je continuai jusqu'en décembre avec un comprimé de 100mg par jour, mais récemment je ne me sentis pas aussi bien, car je devenais anxieux et marchais avec difficulté. Maintenant, je prends deux comprimés de vitamine B1 sublinguaux pour me sentir mieux. «Est-ce la solution? », je ne le sais pas. Peut-être pourriez-vous m'aider face à ce dilemme?*


Note de l'auteur : J'ai suggéré à Jérôme que l'aggravation de ses symptômes à un comprimé par jour était probablement un signe de surdosage et qu'au lieu d'augmenter sa dose, il devrait essayer une dose réduite de six ou cinq comprimés par semaine. Il devrait cependant faire d'abord une pause pour éliminer le surdosage en vitamine B1 de son organisme.

N°29 Anne, USA, témoigne...

*Il y a quelques mois, je commençai à prendre des suppléments de thiamine HCL. J'initiai avec 500mg par jour, et après six semaines, je passai à 1000mg par jour, puis après six autres semaines, je prends maintenant 1500mg par jour. Aujourd'hui, j'ai eu ma visite annuelle en neurologie et le médecin a dit que mes résultats se sont améliorés par rapport à la visite de l'année dernière. Ma fatigue s'est considérablement réduite, tout comme mon anxiété. Je suis plus loquace et plus animée. Je ris aussi davantage. Mes tremblements ont diminué, mes tensions musculaires se sont atténuées et je joue du piano avec plus d'aisance.*

N°30 Ashe, Royaume-Uni, témoigne au sujet de sa maman qui vit en Australie...

*Je vis au Royaume-Uni et ma mère en Australie. En raison de la Covid, je n'ai pas encore pu me rendre chez elle depuis octobre 2019, donc toutes mes observations sont basées sur nos appels téléphoniques quotidiens. Ma mère fut diagnostiquée au début de l'année 2021 après un an d'une maladie mystérieuse qui fut interprétée à tort comme de l'anxiété. Une fois que nous eûmes le nom de maladie de Parkinson, nous pûmes alors commencer à chercher des réponses.*

*J'entendis parler du protocole de la vitamine B1, je regardai les vidéos du Dr Costantini et je commençai à parler à ma mère de ce que j'apprenais. Heureusement, ma mère accepta de prendre 250mg de B1 HCL et, au fil du temps, nous augmentâmes la dose pour arriver à 1000mg à un moment donné. Nous essayâmes des doses de 700mg et 800mg pour finalement nous contenter de 500mg aujourd'hui. C'est à* ce niveau-là que maman a l'impression d'avoir moins de fatigue, plus d'énergie et peu de tremblements internes.

Les symptômes de ma mère comprenaient une envie intense de vouloir couper sa main ou son bras gauche et une grande fatigue. Elle avait l'habitude de s'allonger et faire des exercices de relaxation et bien que cela l'aidât, il lui fallait 45 minutes pour retrouver une certaine normalité. Aujourd'hui, avec le traitement par la vitamine B1, elle ne ressent presque jamais de tremblement interne et n'a certainement plus envie de se couper un membre. C'est un changement considérable. De plus, elle n'est plus vraiment fatiguée et peut à nouveau mener une vie active.

# 5. Conclusion

La thiamine à haute dose est une thérapie aux avantages considérables. Comme nous l'avons vu dans les recherches publiées et les nombreux témoignages de patients, elle a amélioré les symptômes de la maladie de Parkinson de 70 % pour beaucoup d'entre eux, et peut au moins ralentir, sinon arrêter, la progression de la maladie. Elle améliore également les symptômes quel que soit le stade atteint de la maladie de Parkinson. Elle est peu coûteuse (mes comprimés coûtent 8 livres par an), s'achète facilement sous diverses formes et est sûre à utiliser.

Il y a cependant un aspect de la thérapie qui présente une certaine difficulté. Si le dosage est trop faible, aucune amélioration ne sera obtenue, mais si le dosage est trop élevé, les symptômes peuvent s'aggraver temporairement. Dans le chapitre 3, j'ai été aussi claire et détaillée que possible en décrivant comment adopter le protocole et surtout comment reconnaître les signes de surdosage, mais je sais, de par mon expérience personnelle, qu'il est difficile de voir sa propre situation de manière suffisamment objective pour toujours prendre les bonnes décisions quant à la nécessité d'augmenter ou de diminuer une dose. Les recherches futures découvriront peut-être des aspects qui aideront à prédire le dosage approprié.

À l'heure actuelle, de nombreuses personnes atteintes de la maladie de Parkinson essaient la thiamine à haute dose par elles-mêmes, car il est difficile, voire impossible, de trouver un professionnel de la santé expérimenté dans cette thérapie. Pour qu'un nouveau traitement soit accepté par la profession médicale, il est nécessaire de produire une étude rigoureuse, en double aveugle, contrôlée par placebo et à base multiple, soutenant l'hypothèse. L'équipe italienne qui produisit les recherches disponibles sur la thiamine et la maladie de Parkinson a prévu une telle étude mais n'a pas réussi jusqu'à présent à obtenir le financement nécessaire pour la mener à bien. Il est urgent que ce financement soit trouvé et que les neurologues, les médecins et les infirmières spécialisées dans la maladie de Parkinson se familiarisent avec cette thérapie. Pendant que vous lisez ce livre, de nombreuses personnes ont reçu un diagnostic de maladie de Parkinson et sont confrontées à une maladie qui les accompagnera toute leur vie et pour laquelle il n'existe aucun médicament capable de traiter la cause ou même de ralentir sa progression. En tant que thérapie d'appoint, la thiamine à haute dose offre de nombreux avantages qui peuvent faciliter la vie de ces personnes. Nous avons besoin que l'étude soit financée afin que l'administration des médicaments donne son approbation à la thérapie et que des canaux médicaux de confiance puissent superviser l'utilisation correcte de la thérapie.

Si vous souhaitez soutenir le financement d'un tel projet de recherche, rendez-vous s'il vous plaît sur gofundme.

# Annexes

# Améliorations des symptômes en utilisant la thérapie B1

Les membres du forum Parkinson "Cure Parkinson's" sur https://healthunlocked.com/cure-parkinsons qui utilisaient la thérapie B1, furent invités à énumérer les améliorations qu'ils avaient constatées. Voici quelques-unes des améliorations de symptômes mentionnées qui sont regroupées ici par thème.

## Symptômes non-moteurs

### Humeur

Anxiété réduite ou éliminée

Dépression réduite ou éliminée

Amélioration de l'espoir en l'avenir

Frustration fortement réduite

Amélioration de l'humeur et réduction des sautes d'humeur

Retour de la volonté de socialiser

Le désespoir a disparu

Réduction ou élimination de l'apathie

## Capacité cognitive

Amélioration du brouillard cérébral, de la concentration et de la clarté jusqu'à 100%.

Amélioration de la concentration

Amélioration de la mémoire

Retour de la créativité perdue

## Sens de l'odorat

Retour de la capacité de goûter et de sentir

## Le sommeil

Amélioration de la durée et de la qualité du sommeil

## Fonctions corporelles

Amélioration des problèmes intestinaux

L'incontinence et l'urgence urinaires sont réduites à zéro.

Constipation considérablement réduite ou éliminée

## Fatigue

Fatigue réduite, niveaux d'énergie augmentés, endurance améliorée

Possibilité de faire des choses après le travail au lieu de rentrer à la maison et de devoir se coucher.

Récupération plus rapide après des séances d'entraînement intenses et des exercices d'aérobic.

<u>Douleur</u>

Réduction ou élimination de la douleur dans toutes les zones, cou, dos, bras, jambes, pieds, etc.

## Symptômes moteurs

<u>Démarche</u>

Amélioration de la démarche, retour du balancement des bras et réduction du traînage des pieds.

Capacité à se passer d'un déambulateur, d'une canne ou d'une canne de marche.

Augmentation de la vitesse de marche, de la stabilité et de la capacité à parcourir de plus grandes distances.

Amélioration de la force dans les jambes

Réduction du traînage des pieds et des jambes

Passage de l'incapacité à marcher à la capacité de marcher

Amélioration de la posture voûtée

<u>Instabilité posturale</u>

Équilibre et stabilité nettement améliorés

Amélioration des tests de poussée pour une réponse plus rapide de l'équilibre

Plus besoin de s'agripper aux objets pour maintenir l'équilibre

<u>Mains</u>

L'écriture, la dactylographie et l'utilisation de la souris sont plus rapides

Utilisation des mains pour faire des choses qui n'étaient pas possibles auparavant

Il est à nouveau plus facile de claquer des doigts

Il est à nouveau possible de claquer des mains

Amélioration de la force des mains

Mouvement en général

Bradykinésie/mouvement lent réduit ou éliminé

Mouvements plus fluides

Facilité à se tourner dans le lit

Il est plus facile de se mettre au lit et d'en sortir

Capacité à se lever d'une position assise sans aide et facilement

Capacité à utiliser les escaliers normalement à nouveau

Réduction ou élimination du « freezing »

Flexibilité améliorée

Amélioration de la coordination

Rigidité

Réduction de la rigidité

Le sourire à nouveau jusqu'aux yeux

Visage masqué normalisé

Capacité à faire de l'exercice avec plus de facilité

Dystonie réduite ou éliminée

Réduction de l'enroulement des orteils

<u>Tremblement</u>

Tremblement des mains, des bras, des jambes, des doigts, des orteils, des pieds, de la tête, de la bouche et de la mâchoire réduit jusqu'à l'élimination

Réduction ou élimination des secousses musculaires

Dyskinésie réduite à un niveau aussi bas que zéro

<u>Voix et déglutition</u>

Amélioration du volume, de la projection et de la clarté de la voix

Amélioration de la capacité à avaler et de la confiance en soi

Hypersialorrhée réduite ou éliminée

<u>Autres</u>

Réduction ou élimination des hallucinations

Réduction des crampes musculaires

<u>Général</u>

Ralentissement ou arrêt significatif de la progression de la maladie

Augmentation des périodes on et diminution des périodes off

Amélioration de l'état de la personne par rapport au diagnostic initial

Possibilité de continuer à travailler au lieu d'être obligé de prendre sa retraite

Réduction de l'inflammation

Un sentiment général de bien-être

Réduction de la dose des médicaments contre la maladie de Parkinson

Sentiment d'avoir désormais un avenir à envisager plutôt qu'une santé et des capacités déclinantes

La possibilité d'oublier parfois que vous êtes atteint de la maladie de Parkinson

# Références bibliographiques

Bager P, Hvas C L, Rud C L, Dahleerup J F. (2021) Randomised clinical trial: high-dose oral thiamine versus placebo for chronic fatigue in patients with quiescent inflammatory bowel disease. *Aliment Pharmacol Ther* 2021,53(1);79-86. Doi;10.1111/apt.16166

Baker H, Frank O, Jaslow S P. (1980) Oral versus intramuscular vitamin supplementation for hypovitaminosis in the elderly. *J Am Geriatr* Soc 28 (1); 42-45

Baum R A, Iber F L. (1984) Thiamine - the interaction of aging, alcoholism, and malabsorption in various populations. World Rev Nutr Diet, 44;85-116

Brandis K A, Homes I F, England S J, Sharm N, Kukreja L, DebBurman S K. (2006) Alpha-synuclein fission yeast model: concentration-dependent aggregation without plasma membrane localization or toxicity. *J Mol Neurosci* 2006;28;179-191

Costantini A, Pala M I, Compagnoni L, Colangeli M. (2013). Case Report: High-dose thiamine as initial treatment for Parkinson's disease. *BMJ Case Reports*. Published online Aug 28 2013. Doi 10.1136/bcr-2013-009289

Costantini A, Pala M I, Colangeli M, Savelli S, (2013 A). Thiamine and spinocerebellar ataxia type 2. *BMJ Case reports.* Doi.org/10.1136/bcr-2012-007302

Costantini A, Giorgi R, D'Agostino S, Pala M I. (2013 B). High-dose thiamine improves the symptoms of Friedreich's ataxia, *BMJ Case Reports* doi.org/10.1136/bcr-2013-009424

Costantini A, Nappo A, Pala M I, Zapppone A, (2013 C). High dose thiamine improves fatigue in multiple sclerosis. *BMJ Case Rep.* 2013:bcr2013009144. Doi: 10/1136-2013-009144

Costantini A, Pala M I. (2013 D). Thiamine and fatigue in inflammatory bowel diseases. An open-label pilot study. *Journal of Alternative and Complementary Medicine*, vol 19 no 8 pp 704-708.

Costantini A, Pala M I, Tundo S, Matteucci P. (2013 E) High-dose thiamine improves the symptoms of fibromyalgia. *BMJ Case Rep.* doi:10.1136/bcr-2013-009019

Costantini A, Pala M I, Catalano M L, Notarangelo C, Careddu P. (2014 A) High dose thiamine improves fatigue after stroke: a report of three cases. *Journal of alternative and complementary medicine* vol 20, no 9, pp 683-685.

Costantini A, Pala M I. (2014 B) Thiamine and Hashimoto's thyroiditis. A report of three cases. *Journal of alternative and complementary medicine* vol 20, no 3, pp 208-211.

Costantini A, Pala M I, Grossi E, Mondonico S, Cardelli L E, Jenner C, Proietti S, Colangeli M, Fancellu R. (2015) Long-term treatment with high-dose thiamine in Parkinson's Disease: An open-label pilot study. *The Journal of Alternative and Complementary Medicine.* Vol 21. Number 1222, 2015, pp 740-747 Doi. 10.1089/acm.2014.0353

Costantini A, Trevi E, Pala M I, Fancellu R. (2016 A) Thiamine and dystonia 16, *BMJ case reports*, 2016;bcr-2016-216721 doi: 10.1136/bcr-2016-216721

Costantini A, Trevi E, Pala M I, Fancellu R. (2016 B). Can long-term thiamine treatment improve the clinical outcomes of myotonic dystrophy type 1? *Neural Regeneration Research*, vol 11, no 9, pp 1487-1491

Costantini A, Laureti T, Pala M I, Colangeli M, Cavalieri S, Pozzi E, Brusco A, Salvarani S, Serrati C, Fancellu R. (2016 C). Long-term treatment with thiamine as possible medical therapy for Friedreich ataxia. *J Neurol* 263 no11:pp 2170-2178

Costantini A, Tiberi M, Zarletti G, Pala M I, Trevi E. (2018 A) Oral high-dose thiamine improves the symptoms of chronic cluster headache. *Case reports in Neurological Medicine* Article ID 3901619 doi.org/10.1155/2018/3901619

Costantini A. (2018 B). High-dose thiamine and essential tremor. *BMJ Case Reports* vol 2018;bcr2017223945. Doi 10.1136/bcr-2017-223945

Goedert M (2001). Alpha-synuclein and neurodegenerative diseases. *Nat Rev Neurosci* 2(7);492-501. Doi.10.1038/35081564

Gold M, Hauser R A, Chen M F. (1998). Plasma thiamine deficiency associated with Alzeimer's disease but not Parkinson's disease. *Metab Brain Dis.* 13;43-53.

Jhala S S, Hazell A S. (2011) Modelling neurodegenerative disease pathophysiology in thiamine deficiency: consequences of impaired oxidative metabolism. *Neurochem Int* 2011;2013,248-260

Jimenez-Jimenez F J, Molina J A, Hermanz A et al. (1999) Cerebrospinal fluid levels of thiamine in patients with Parkinson's disease. *Neuosci Lett* 271;33-36

Kordower J H, Olanow C W, Dodiya H B, Chu Y, Beach T G, Adler C H, Halliday G M, Bartus R T. (2013) Disease duration and the integrity of the nigrostriatal system in Parkinson's disease. *Brain* Volume 136 Issue 8, 2419-2431. //doi.org/10.1093/brain/awt192

Lonsdale D (2006) A review of the biochemistry, metabolism and clinical benefits of thiamine and its derivatives. *eCAM* 2006,3(1)49-59. Doi:10.1093/ecam/nek009

Lonsdale D (2021) www.hormonesmatter.com/high-dose-thiamine-parkinsons-disease/

Lu'o'ng Kv, Nguyen L T. (2012) Thiamine and Parkinson's disease. *J Neurol Sci* 316;1-8

Lu'o'ng Kv, Nguyen L T. (2012) The beneficial role of thiamine in Parkinson Disease: preliminary report. *J Neurol Res* 2:211-214

Lu'o'ng Kv, Nguyen L T. (2013) The beneficial role of thiamine in Parkinson Disease. *CNS Neurosci Ther* 19(7); 461-468. Doi: 10.1111/cns.12078

Meador K, Loring D, Nichols M, Zamrini E, Rivner M, Posas H, Thompson E, Moore E. (1993). Preliminary findings of high-dose thiamine in dementia of Alzeimer's type. *J Geriatr Psychiatry Neurol.* Oct-Dec;6(4);222-229 doi; 10.1177/089198879300600408.

Merkin-Zaborsky H, Ifergane G, Frisher S, Valdman S, Herishanu Y, Wirguin I. (2001) Thiamine-responsive acute neurological disorders in nonalcoholic patients. *Eur Neurol* 45;34-37.

Mizuno Y, Matuda S, Yoshino H et al (1994). An immunohistochemical study on alpha-ketoglutarate dehydrogenase complex in Parkinson's disease. *Ann Neurol* 35:204-210

Onodera K, (1987). Effects of decarboxylase inhibitors on muricidal suppression by L-dopa in thiamine deficient rats. *Arch Int Pharmacodyn Ther* 285;263-276

Parkinson J. (1817) An essay on the shaking palsy. *J Neuropsychiatry Clin Neuroscience* 2002, 14:223-236. Discussion 2.

Pfeiffer R F. (2003) Gastrointestinal dysfunction in Parkinson's disease. *Lancet Neurol* 2 (2);107-116

Poewe W, Antonini A, Zijlmans J C, Burkhard P R, Vingerhoets F. (2010). Levadopa in the treatment of Parkinson's disease: an old drug is still going strong. *Clin Interv Aging,* Sept 7;5:229-238. //doi:10.2147/cia.s6456.

Sjoquist B, Johnson H A, Neri A, Linden S. (1988) The influence of thiamine deficiency and ethanol on rat brain catecholamines. *Drug Alcohol Depend* 22;167-193.

Smithline H A, Donnino M, Greenblatt D J, (2012) Pharmacokinetics of high-dose oral thiamine hydrochloride in healthy subjects. *BMC Clin Pharmacol* 2012;12:4

# Abréviations

HCL-Hydrochloride

HDT-Thiamine à haute dose

FSS-Echelle de sévérité de la fatigue

PD-Maladie de Parkinson

UPDRS-Echelle d'évaluation unifiée de la maladie de Parkinson

# Sites et adresses utiles

Le site officiel des recherches du Dr Antonio Costantini -

https://highdosethiamine.org/

L'échelle d'évaluation unifiée de la maladie de Parkinson –

https://www.movementdisorders.org/MDS-Files1/PDFs/Rating-Scales/MDS-UPDRS_English_FINAL.pdf

https://www.mdapp.co/unified-parkinson-s-disease-rating-scale-updrs-calculator-523/

Sublingual B1 disponible auprès de –

https://www.pureformulas.com/no-shot-b-1-mg-100-dissolvable-tablets-by-superior-source

gofundme

https://www.gofundme.com/f/high-dose-thiamine-protocol

Injections de thiamine disponibles auprès de –

homoempatia.eu Versandapotheke

Die Kosmos Apotheke Reform Inhaber Sükrü Aydogan e.Kfm.

Reinhard-Mannesmann-Weg 3

39116 Magdeburg

Fax: +4939172767729

E-Mail: service@homoempatia.eu

# Remerciements

Mes premiers remerciements vont à mon mari, David, qui m'a peu vue ces six derniers mois et qui a bien voulu relire le livre pour moi.

Je souhaite également remercier Marco Colangeli et le Dr Roberto Fancellu, proches collègues du Dr Costantini, qui ont soutenu ce projet et fourni des informations lorsque cela était nécessaire. Ils ont eu la gentillesse de vérifier que les informations que j'ai écrites et les conseils que j'ai donnés sont conformes à la pratique du Dr Costantini. Mes remerciements vont également à Marco pour avoir écrit l'avant-propos de ce livre.

J'adresse également un grand merci à Jérôme Simonin pour la traduction du livre pour l'édition française ainsi qu'au Dr méd. Guy Lévy pour sa relecture attentive de la version française.

Mes remerciements vont aux nombreux utilisateurs de la vitamine B1 qui ont offert leur histoire pour apporter des informations supplémentaires sur l'utilisation concluante de la thiamine dans le traitement de la maladie de Parkinson.

Enfin, mes remerciements vont à Duncan Swindells d'Ex Libris Digital Press qui a travaillé sans relâche à la préparation de mon manuscrit pour sa publication.

# A propos de l'autrice

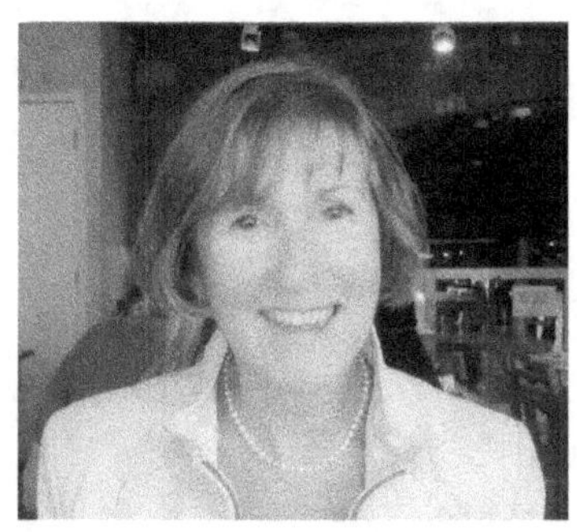 Daphne Bryan est née dans le Hampshire en 1948. Elle étudia le piano et le chant au Conservatoire et a enseigné toute sa vie. Alors âgée d'une cinquantaine d'années, elle obtint une maîtrise et un doctorat en psychologie musicale à l'Université de Sheffield. En 2010, on lui diagnostiqua la maladie de Parkinson et depuis lors elle recherche des moyens afin de rester en bonne santé. Son premier livre explora la manière dont la musique peut aider à atténuer les symptômes de la maladie de Parkinson. Ce deuxième livre traite d'une thérapie qui lui a permis de continuer à mener une vie pleine et active. Elle vit maintenant dans un village en bordure des Trossachs dans le Stirlingshire, en Écosse, avec son mari et ses deux poules Winnie et Pooh.

Music as Medicine, particularly in Parkinson's

Le premier livre de Daphne fut publié en 2020 et est actuellement disponible sur Amazon où il reçoit quasiment à l'unanimité de nombreuses critiques cinq étoiles.

*"C'est un livre bien documenté et très bien construit qui est à la fois facile à lire et très instructif."*